传承

食物的自然力量

# 花生和豆类
## 食疗妙方

申 杰 ◎编著

中原农民出版社

·郑州·

**图书在版编目（CIP）数据**

花生和豆类食疗妙方 / 申杰编著. -- 郑州 ：中原
农民出版社，2024. 9. -- ISBN 978-7-5542-3028-2

Ⅰ. R247.1

中国国家版本馆CIP数据核字第2024YV6088号

## 花生和豆类食疗妙方
HUASHENG HE DOULEI SHILIAO MIAOFANG

出 版 人：刘宏伟
选题策划：谢珊珊
责任编辑：谢珊珊
责任校对：尹春霞
责任印制：孙　瑞
美术编辑：耿晨露

出版发行：中原农民出版社
　　　　　地址：河南自贸试验区郑州片区（郑东）祥盛街 27 号 7 层
　　　　　电话：0371-65713859（发行部）　　0371-65788879（医卫编辑部）
经　　销：全国新华书店
印　　刷：河南省诚和印制有限公司
开　　本：710 mm×1010 mm　1/16
印　　张：9.5
字　　数：112 千字
版　　次：2024 年 9 月第 1 版
印　　次：2024 年 9 月第 1 次印刷
定　　价：39.00 元

# 内容提要

　　中医食疗在健康和养生领域一直具有极高的地位和价值，由于其注重整体性、安全性、经济性、无痛苦性，以及能增强体质、辅助治疗疾病等方面的优点，而越来越成为一种受欢迎的养生和治疗方式。

　　我们经常吃的花生和豆类都含有大量优质蛋白。通过合理的食材搭配与制作方式，它们不仅可以为我们提供营养与美味，还对很多疾病有一定的预防及食疗效果。书中用通俗的语言分别介绍了花生、黄豆、黑豆、绿豆、赤小豆、蚕豆、扁豆、刀豆、豌豆、豇豆的营养成分、健康功效、食用宜忌，以及取材方便、做法简单、疗效好的调养食疗方。如治胃痛的红糖花生汤，治腮腺炎的绿豆白菜汤，治贫血的花生芝麻糖糊，治湿疹的绿豆百合薏仁粥等。愿您和家人吃出健康，吃出美丽！

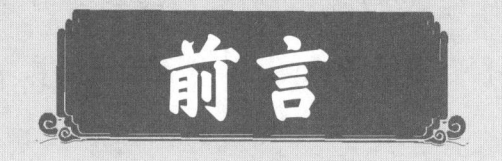

# 前言

　　人类的祖先为了生存的需要，不得不在自然界到处觅食。久而久之，也就发现了某些动物和植物不但可以作为食物充饥，而且具有某种药用价值。在人类社会的原始阶段，人们还没有能力把食物与药物分开。我国传统中草药是以天然植物、动物和矿物原始形式入药，许多药物品种本来就是可食之物，如薏苡仁、茯苓、芦根、茶叶等。用天然的具有可药可食性的中草药进行配膳，无论是在古代还是今天，都是可行的。这种把食物与药物合二为一的现象就形成了药膳的雏形，故中医有"药食同源"之说，而其根本正植于中医"药补不如食补""药治不如食治"的深厚理论。

　　所谓食补，就是通过调整饮食来补养脏腑功能，促进身体健康和疾病的康复。同时食补能起到药物所无法起到的作用。明代医药学家李时珍曾说过：

"饮食者，人之命脉也。"养生，必须首先从饮食做起，真正懂得吃的科学和方法。唐代名医孙思邈对饮食养生做出了重大贡献，他尤其擅长治疗老年病，著有《备急千金要方》和《千金翼方》，其中有很大篇幅是论述饮食养生的。他认为，老年人疾病的治疗，首先要注重饮食。因为食能排邪而安脏腑、悦神爽志以资气血，而药性刚烈，犹若御兵，药势有所偏助，令人脏气不平，易受外患，所以凡能用食平疴，适情遣疾者，可谓良工，长年饵老之奇法，极养生之术也。近些年来，随着生活水平的普遍提高，人们越来越关注自身健康，对绿色食物和中医中药充满兴趣，出现了回归自然、偏爱自然疗法的群体趋向，中医食疗、药膳的研究和运用顺应和推动这一潮流的进一步发展。

食疗是中医饮食治疗的简称，习称"食治"，是泛指利用饮食来治疗或辅助治疗疾病的活动。药膳是以药物和食物为原料，经过烹饪加工制成的一种具有食疗作用的膳食。它是中国传统的医学知识与烹调经验相结合的产物。食疗与药膳"寓医于食"，既将药物作为食物，又将食物赋以药用，药借食力，食助药威；既具有营养价值，又可防病治病、保健强身、延年益寿。

一般而言，食物和中药大多来源于天然的动物、植物，属于多成分的复合物。这些动物、植物成为食物与药物，是经过人类长期反复实践与验证出来的，故其安全性和有效性则是毋庸置疑的。这也就是食疗与药膳最显著的优点。从现代医学的观点来看，食疗与药膳具有营养和保健两大功能。营养是人类生命的必需，保健可提高人类的生命质量。现代科学也充分肯定，科学合理的配膳，不仅能维护人体的健康，而且能防治疾病。因此，食疗与药膳活动如能正确开展，其效用不言而喻。日常膳食是为适应人体日常营养的需要，食疗与药膳则是为适应特殊情况下保健（包括防病治病）的需要。两者不能混淆。以药配膳时虽然药物原料的比量会远远小于食物原料，但因其药物偏性明显（生物活性不同），会对人体产生特定的反应，因此，食疗与药膳的应用范围是有限制的，即一种配方的药膳制品只适用于某些特定人群，切忌滥用。

"安谷则昌，绝谷则危"，吃是生命活动的表现，是健康长寿的保证；"安民之本，必资于食"，只有足食，才能乐业。因此，饮食不仅维系着个体的生命，而且关系到种族的延续、国家的昌盛、社会的繁荣、人类的文明。当今，在我国乃至世界各国，许多人都对食疗与药膳有着特别浓厚的兴趣，并希望能从中了解更多的健康长寿、防病治病的有效方法。

应该指出的是，许多人都知道鸡鸭鱼肉营养丰富，却往往忽略了花生与豆类食品。花生滋养补益，有助于延年益寿，并且和黄豆一样被誉为"植物肉""素中之荤"。豆类虽然是一种植物食品，但其所含的必需氨基酸在数量和比例上都接近于动物蛋白。吃出健康是当今大家谈论的热门话题，科学地食用花生和豆类食品，不仅能给大家带来美味，同时具有抗衰、防病、保健等多种功能。为了让大家了解花生和豆类食品的营养保健作用，本书用通俗的语言分别介绍了花生和豆类食品的营养成分、健康功效、食用宜忌、调养食疗方等。愿大家能够从中受益，达到养生保健的目的。

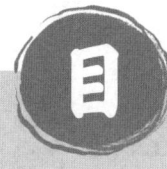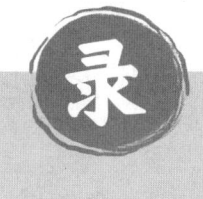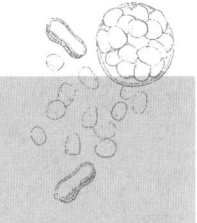

# 目 录

## 花生

营养成分 /2

健康功效 /3

食用宜忌 /5

调养食疗方 /6

高血压 /6

高脂血症 /7

咳 嗽 /8

哮 喘 /9

糖尿病 /10

更年期综合征 /11

缺 乳 /11

乳房发育不良 /12

妊娠水肿 /13

肝 炎 /13

贫 血 /13

胃 痛 /15

胃 酸 /16

失 眠 /16

阿尔茨海默病 /17

音 哑 /17

过敏性紫癜 /18

腰 痛 /19

慢性肾炎 /19

便 秘 /20

营养不良性水肿 /21

发 枯 /22

须发早白 /22

雀 斑 /22

脚气病 /23

弱 视 /23

遗 尿 /23

脑震荡后综合征 /24

肥胖症 /24

1

# 豆类

## 黄豆 /26

**营养成分** /26

**健康功效** /27

**食用宜忌** /29

**调养食疗方** /30

甲状腺癌 /30

盐卤中毒 /30

贫 血 /31

感 冒 /32

食 积 /32

荨麻疹 /33

脂肪肝 /33

高血压 /33

冠心病 /34

急性出血性结膜炎 /35

颈椎病 /35

须发早白 /35

腮腺炎 /36

失 眠 /36

便 秘 /37

糖尿病 /37

## 黑豆 /38

**营养成分** /38

**健康功效** /39

**食用宜忌** /40

**调养食疗方** /41

感 冒 /41

咳 嗽 /43

气 喘 /44

腹 痛 /44

高血压 /44

心 悸 /45

糖尿病 /45

肝硬化 /46

风湿病 /46

病后体虚 /47

发育迟缓 /48

须发早白 /49

营养不良性水肿 /49

神经性皮炎 /49

产后痛风 /50

产后中风 /50

2

白带过多 /50

更年期综合征 /51

先兆流产 /51

妊娠水肿 /52

缺乳 /52

月经不调 /53

痛经 /53

胃炎 /54

肝炎 /54

## 绿豆 /56

**营养成分** /56

**健康功效** /57

**食用宜忌** /59

**调养食疗方** /60

感冒 /60

中暑 /61

腮腺炎 /63

水痘 /64

牙痛 /64

鹅口疮 /65

麻疹 /65

大叶性肺炎 /66

咳嗽 /66

腹胀 /67

胆囊炎 /67

膀胱癌 /68

小便不利 /68

阴囊湿疹 /69

肛裂 /69

疥癣 /69

皮肤瘙痒 /70

湿疹 /70

疔疮 /71

酒渣鼻 /71

粉刺 /72

高血压 /72

烫伤 /73

中毒 /74

肥胖症 /75

弱视 /75

## 赤小豆 /77

**营养成分** /77

**健康功效** /78

**食用宜忌** /79

**调养食疗方** /80

水痘 /80

红斑狼疮 /81

冠心病 /81

腹　胀　/82

肝硬化腹水　/83

慢性胃炎　/83

痔　疮　/84

水　肿　/85

妊娠水肿　/86

贫　血　/87

黑　斑　/87

黑眼圈　/87

## 蚕豆　/89

营养成分　/89

健康功效　/90

食用宜忌　/91

调养食疗方　/92

水　肿　/92

肥胖症　/93

蚊虫叮咬　/94

肾　炎　/94

腹　胀　/95

肝　炎　/96

小便不利　/96

高血压　/97

## 扁豆　/98

营养成分　/98

健康功效　/99

食用宜忌　/101

调养食疗方　/102

感　冒　/102

痱　子　/103

咳　嗽　/103

肺气肿　/103

腹　胀　/104

腹　泻　/105

呕　吐　/107

中　暑　/108

胃　痛　/109

痢　疾　/109

急性黄疸性肝炎　/110

厌　食　/110

带下病　/110

癌　症　/111

疥　癣　/112

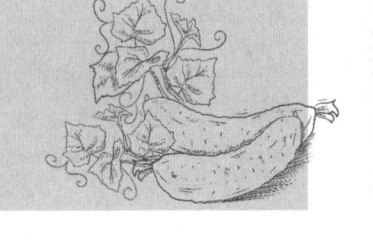

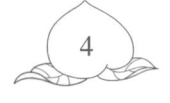

## 刀豆 /113

**营养成分** /113

**健康功效** /114

**食用宜忌** /115

**调养食疗方** /116

鼻 炎 /116

支气管炎 /117

咽 炎 /117

呃 逆 /118

哮 喘 /119

纳 差 /119

高血压 /120

水 肿 /120

失 眠 /121

癌 症 /121


## 豌豆 /122

**营养成分** /122

**健康功效** /123

**食用宜忌** /124

**调养食疗方** /125

糖尿病 /125

癌 症 /126

缺 乳 /127

肝 炎 /127

胃 炎 /128

皮肤粗糙 /128

小便不利 /129

青光眼 /130

发育迟缓 /130

过度疲劳 /131


## 豇豆 /132

**营养成分** /132

**健康功效** /133

**食用宜忌** /134

**调养食疗方** /135

糖尿病 /135

便 秘 /136

贫 血 /136

带下病 /137

荨麻疹 /137

# 花生

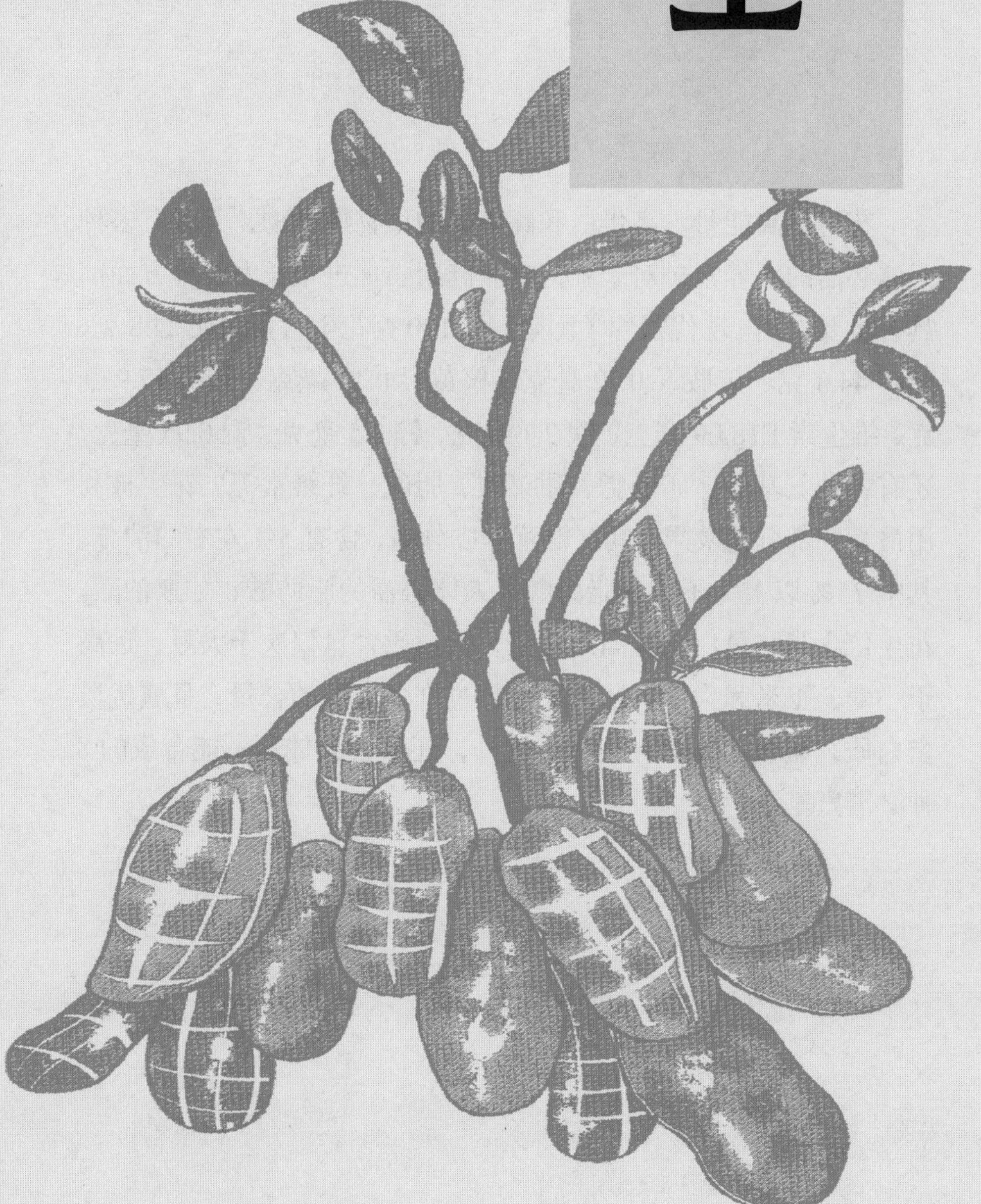

# 营养成分

花生是高能量、高蛋白和高脂类的植物性食物，其含有多种人体必需的营养素，对于维持身体健康、促进生长发育等方面都具有重要作用。现代营养学测定：每100克花生含蛋白质24.8克、脂肪44.3克、硫胺素0.72毫克、核黄素0.13毫克、烟酸17.9毫克、维生素E18.09毫克、铁2.1毫克、锌2.5毫克、铜0.95毫克，还有各种氨基酸、卵磷脂、甜菜碱、胆碱、纤维素等。花生被利用最大的部分是荚果，其籽粒营养成分高，含有5%左右的油分，其中75%以上为不饱和脂肪酸及人体必需的脂肪酸，如亚油酸。花生仁含脂肪量比大豆高约2倍，蛋白质含量仅次于大豆，远高于小麦、玉米和大米，还大大地超过许多肉类的含量，且属优质蛋白质，易被人体消化吸收。此外，还富含人体所不能合成的8种必需氨基酸。

# 健康功效

　　花生既是特种优质坚果，又是滋补佳品和治病良药，被人们誉为"长寿果"。花生中富含植物活性化合物，如植物固醇、皂苷、白藜芦醇等。诸多研究证实，花生可帮助平衡膳食，改善居民的营养与健康状况，具有预防心脑血管疾病、骨质疏松、消化不良等，抑制癌细胞生长和抗衰老的防病保健功能。

　　花生有生血、止血的作用，尤其是花生仁表面的那层红色外衣（花生衣），可抗纤维蛋白溶解，促进骨髓造血功能，且可改善血小板的质量，加强毛细血管的收缩功能及调节凝血因子缺乏性疾病，对多种出血性疾病都有良好的止血功效，对手术后出血、肿瘤出血及肠、胃、肺、子宫等出血，也有防治的功效。

　　蒸花生加冰糖或白糖，对患有肺结核、贫血、胃溃疡和高血压者的病情有改善作用。另外，将花生与大枣一起蒸食，对贫血和血小板减少性紫癜患者也有补益作用。花生、花生油中含有丰富的植物固醇，特别是 β - 类固醇已被证明具有预防心脑血管疾病及肠癌、前列腺癌和乳腺癌的功效。

　　现代科学研究证实，花生有如下健康功效：

　　● 降低胆固醇。花生油中的亚油酸可使人体内的胆固醇分解

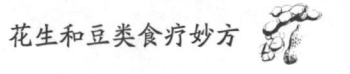

为胆汁酸排出体外，避免胆固醇在体内沉积，从而降低血液中的胆固醇水平，对预防动脉粥样硬化、高血压和冠心病等心脑血管疾病有益。

● 增强记忆力。花生中的卵磷脂和脑磷脂是神经系统所需的重要物质，能够延缓脑功能衰退，抑制血小板凝集，防止脑血栓形成，从而增强记忆力，预防阿尔茨海默病（老年性痴呆）。

● 抗衰老。花生中的维生素 E 含量丰富，具有较强的抗氧化性，能够清除体内的自由基，延缓衰老，维持皮肤的健康状态。

● 促进生长发育。花生富含多种微量元素，以钙、磷、铁的含量最为丰富，这些元素对人体的生长发育和骨骼健康非常重要，特别是对儿童、孕妇和老年人非常有益。

● 预防肿瘤。花生中含有的白藜芦醇化合物是一种生物性很强的多酚类物质，是肿瘤的天然化学预防剂，在防治肿瘤类疾病方面具有重要作用。

● 润肺止咳。花生中含有丰富的油脂，可以起到润肺止咳的作用，对于久咳气喘、咯痰带血等病症有一定的缓解作用。

● 止血。花生衣中含有丰富的维生素 K，能抑制纤维蛋白的溶解，促进血小板新生，加强毛细血管的收缩功能，从而对多种出血性疾病都有良好的止血作用。

● 助消化。花生中富含的膳食纤维有助于肠胃的蠕动，能够促进胃肠消化，预防便秘和消化不良。

● 提高智力。花生蛋白中含十多种人体所需的氨基酸，其中赖氨酸可帮助儿童提高智力，谷氨酸和天门冬氨酸可促使细胞发育和增强大脑的记忆能力。

# 食用宜忌

用花生食疗养生应持科学的态度，不能急于求成，而要遵循适量原则，尤其是对于某些特定疾病的患者，最好在医生指导下食用。在食用花生时需要注意以下几点：

❀ 控制食用量。花生是高脂肪、高热量的食物，因此食用时应控制量，避免过量摄入脂肪和热量，增加身体负担。特别是患有高脂血症、胆囊疾病等人群，更应控制花生的摄入量。

❀ 注意烹饪方式。花生的烹饪方式也会影响其营养价值。油炸花生会使其脂肪含量增加，不利于健康。建议采用水煮、蒸、烤等烹饪方式，减少油脂摄入。

❀ 避免过敏。花生是一种常见的过敏原，对花生过敏的人应避免食用。

❀ 痛风患者谨慎食用。花生中嘌呤含量相对较高，嘌呤在体内代谢后会产生尿酸，加重痛风的症状，因此痛风患者应慎食花生。

❀ 注意存放。花生应置于阴凉、干燥、通风的地方存放，避免受潮和霉变。霉变的花生具有致癌性，应该避免食用。

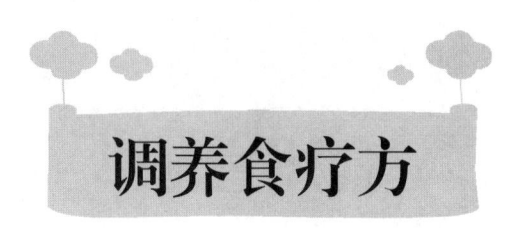

# 调养食疗方

## 高血压

**妙方一** **醋泡花生**

〔材料〕花生仁、食醋各适量。

〔做法〕将花生仁浸泡在食醋中，密封1周以上，时间越久越好。

〔大夫叮嘱〕每天晚上睡前服，每次3~5粒，嚼碎吞服，7日为1个疗程。

**妙方二** **花生草饮**

〔材料〕花生全草（干品）30~45克。

〔做法〕将花生全草洗净、切段，放入锅中，加水1 000毫升，用大火煮沸后，改小火煮10~20分钟。

〔大夫叮嘱〕直接饮用，每次300~400毫升。可经常饮用。

**妙方三** **花生壳饮**

〔材料〕花生壳20克。

〔**做法**〕将花生壳洗净，放入锅中，加水适量，用大火煮沸后，改小火煮 30 分钟左右，或直接将花生壳烤干研粉。

〔**大夫叮嘱**〕每日 3 次，每次 300 毫升花生壳饮，或 4 克花生壳粉冲服，20 日为 1 个疗程。花生壳有降血脂的功效，高脂血症者亦适用。

**妙方四** **花生猪肉煲**

〔**材料**〕花生仁、猪瘦肉各 50 克，海带 30 克，冬瓜 100 克，盐少许。

〔**做法**〕将花生仁、猪瘦肉、海带、冬瓜洗净，放入锅中，加水适量，用大火煮沸后，改小火煮熟，最后加盐调味即可。

〔**大夫叮嘱**〕本方可作为日常食疗保健方经常食用。

**妙方五** **花生葛肉煲**

〔**材料**〕花生仁 50 克，葛根 100 克，猪瘦肉 60 克，盐少许。

〔**做法**〕将花生仁、葛根、猪瘦肉洗净，放入锅中，加水适量，用大火煮沸后，改小火煮约 1 小时，加盐调味即可。

〔**大夫叮嘱**〕本方可作为日常食疗保健方经常食用。

# 高脂血症

**妙方一** **花生芝麻糊**

〔**材料**〕花生仁 50 克，山楂、核桃仁、黑芝麻各 30 克，红糖 20 克。

〔**做法**〕将花生仁洗净，晒干，入锅，小火翻炒至熟，备用。黑芝麻洗净，入铁锅，微火炒香，备用。核桃仁洗净，晒干或烘

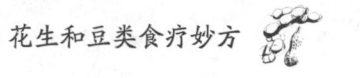

干。山楂洗净，切片，去核后晒干或烘干，与炒花生仁、黑芝麻、核桃仁拌匀，共研为细末，拌入红糖即成。

〔大夫叮嘱〕食用时用温开水调匀，用水蒸至糊状即可。本方有滋补肝肾、化浊降脂的功效。

### 妙方二　花生小米粥

〔材料〕花生仁、核桃仁各 30 克，葵花籽 50 克，小米 20 克。

〔做法〕将葵花籽剥去外壳，与核桃仁、花生仁一起洗净、晒干后共研为粗末，备用。将小米淘洗干净，放入砂锅，加水适量，用大火煮沸后，改小火煮 1 小时，待小米烂熟，呈开花状，倒入葵花籽、核桃仁、花生仁粗末，搅拌均匀，用小火煨煮至沸即成。

〔大夫叮嘱〕本方有补虚健脾的功效。

# 咳　嗽

### 妙方一　花生粳米粥

〔材料〕花生仁 30 克，粳米 100 克。

〔做法〕将花生仁与粳米洗净，放入锅中，加水适量，用大火煮沸后，改小火煮至粥成即可。

〔大夫叮嘱〕每日早晚空腹食用。本方具有养阴生津、润肺止咳的功效，适用于干咳少痰、口干喜饮者。

### 妙方二　花生大枣饮

〔材料〕花生仁 50 克，大枣 5 枚，冰糖 60 克。

〔做法〕将花生仁、大枣洗净，放入锅中，加水适量，用大火煮沸后，改小火煮约 15 分钟，放入冰糖，搅拌至溶解即可。

〔大夫叮嘱〕本方具有化痰和中、润肺止咳的功效，适用于久咳少痰。

### 妙方三  花生炖柿饼

〔材料〕花生仁 100 克，冰糖、柿饼各 50 克。

〔做法〕将花生仁、柿饼洗净，放入锅中，加水适量，用大火煮沸后，改小火煮约 20 分钟，放入冰糖，搅拌至溶解即可。

〔大夫叮嘱〕每日 1 次，每次 300~400 毫升，连服 5~7 日。本方具有润肺止咳、降逆下气的功效，适用于慢性支气管炎引起的咳嗽。

### 妙方四  花生百合饮

〔材料〕花生仁、百合、北沙参各 15 克，蜂蜜少许。

〔做法〕将花生仁、百合和北沙参一起放入锅中，加水适量，用大火煮沸后，改小火煮约 20 分钟，加蜂蜜调匀即可。

〔大夫叮嘱〕每日 2 次，每次 300~400 毫升。百合、北沙参有益肺养阴的作用，与花生仁合用对肺阴不足型干咳、声音嘶哑者效佳。

# 哮　喘

### 妙方一  百合山药花生粥

〔材料〕花生仁 50 克，山药 30 克，百合 15 克，粳米 100 克，冰糖 5 克。

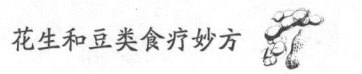

〔做法〕花生仁洗净、捣烂，放入锅中，加山药、百合、粳米，加水适量，用大火煮沸后，改小火煮至粥成，加入冰糖，搅拌至溶解即成。

〔大夫叮嘱〕本方具有补肺益气、平喘止咳的功效，适用于支气管哮喘的缓解期及肺虚者。

**妙方二** 花生葡萄饮

〔材料〕花生仁 50 克，白葡萄 100 克，柿饼 1 个，冰糖 30 克。

〔做法〕花生仁、白葡萄、柿饼分别洗净、切碎，放入锅中，加入冰糖，加水适量，用大火煮沸后，改小火煎煮 30 分钟即可。

〔大夫叮嘱〕每日 1 次，每次 300~400 毫升，连服 1 个月以上。本方适用于支气管扩张引起的哮喘，可作为哮喘患者的常用食疗方。

# 糖尿病

**妙方** 花生豆蛋羹

〔材料〕花生仁、黑豆、黄豆、大枣各适量，核桃仁 1 个，鸡蛋 2 枚。

〔做法〕将花生仁、黑豆、黄豆、大枣、核桃仁洗净，放入碗中，打入鸡蛋，加水适量，搅匀，放于蒸笼中蒸 20 分钟，不放油盐。

〔大夫叮嘱〕作为早餐食用。本方具有降糖、强筋健骨之效。

# 更年期综合征

**妙方** 花生叶茶

〔**材料**〕花生叶 80 克，冰糖适量。

〔**做法**〕把花生叶洗净，放入锅中，加水适量，用大火煮沸后，改小火煮约 20 分钟，调入冰糖即可。

〔**大夫叮嘱**〕代茶饮用。花生叶有调节神经、镇静安神的功效，适用于更年期综合征的辅助治疗。

# 缺 乳

**妙方一** 花生木瓜大枣煲

〔**材料**〕花生仁 150 克，木瓜 750 克，大枣 5 枚，白糖适量。

〔**做法**〕木瓜去皮、去籽、切块，与花生仁、大枣一同放入煲内，加适量水和白糖，用大火煮沸后，改用小火煮 2 小时即可。

〔**大夫叮嘱**〕本方有活血通乳、健脾开胃、润肺利尿的功效，适用于产后缺乳。

**妙方二** 香菇花生炖猪蹄

〔**材料**〕花生仁 50 克，香菇 20 克，猪蹄（前蹄）1 只，盐少许。

〔**做法**〕花生仁、香菇洗净，猪蹄去甲，烧毛，共放入锅中，加盐、水适量，用大火煮沸后，改小火煮至猪蹄烂熟即可。

〔**大夫叮嘱**〕本方有补血增乳的功效，适用于产后缺乳。

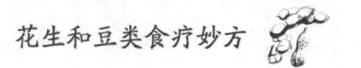

# 乳房发育不良

### 妙方一 花生炖猪蹄

〔材料〕花生仁 20 克，猪蹄 1 只，盐适量。

〔做法〕将花生仁洗净，备用。猪蹄切半并用水烫，再捞起洗净，备用。将花生仁、猪蹄一起放入锅中，加水适量，用大火煮沸后，改用小火煮 1 小时，最后加入盐调味即可。

〔大夫叮嘱〕花生脂肪含量高，猪蹄富含胶质，皆有促进胸部发育的效果。本方适用于青春期乳房发育不良者。

### 妙方二 花生牛奶枸杞饮

〔材料〕花生仁 100 克，枸杞子 20 克，银耳 30 克，牛奶 1 500 毫升，冰糖适量。

〔做法〕将银耳、枸杞子、花生仁洗净备用。将牛奶倒入锅中，加入银耳、枸杞子、花生、冰糖，煮到花生仁烂熟即可。

〔大夫叮嘱〕本方适用于女性气血虚弱所致乳房发育不良。常服可益气养血。

### 妙方三 花生豆麦粉

〔材料〕花生仁、玉米、黄豆、荞麦仁、莲子、核桃仁各 100 克，木通 10 克，白芝麻 150 克，生黄芪 20 克。

〔做法〕将所有食物烘干后磨成粉状备用。

〔大夫叮嘱〕每天早晚空腹各 1 次，每次 1~2 汤匙，用水冲服，也可加入蜂蜜调和。本方有丰胸催乳、促进乳腺发育的功效，适用于有丰胸需求的女性和缺乳的母亲。

# 妊娠水肿

**妙方** 花生大枣蒜煲

〔材料〕花生仁 25 克，大枣 10 枚，大蒜 30 克，植物油适量。

〔做法〕将花生仁、大枣洗净，分别去衣、核；大蒜洗净，切片。铁锅置火上，放入植物油烧热，下大蒜片，速炒几下，倒入花生仁、大枣，加水煮至烂熟即可。

〔大夫叮嘱〕每日 1 次，每次 500~600 毫升。本方对妊娠水肿有一定效果。

# 肝　炎

**妙方** 花生大枣汤

〔材料〕花生仁、大枣、冰糖各 30 克。

〔做法〕花生仁放锅中，加水适量，用大火煮沸，然后加入大枣、冰糖，煮至冰糖溶解即可。

〔大夫叮嘱〕大枣、花生仁具有养肝的功效，适用于急、慢性肝炎及血清转氨酶高者。

# 贫　血

**妙方一** 花生芝麻糖糊

〔材料〕花生仁、黑芝麻各适量，白糖适量。

〔做法〕将黑芝麻、花生仁洗净、烘干，分别放入炒锅中炒熟，再共同研成粉末。每次取 30 克粉末，加入开水 120~150 毫升，

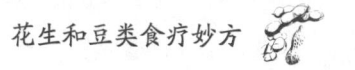

调成糊状，加入白糖调匀即可。

〔**大夫叮嘱**〕本方有养血补血的功效，适用于缺铁性贫血，可长期食用。但本方也有润肠通便的功效，出现腹泻的患者应及时停用。

### 妙方二　花生衣末

〔**材料**〕花生仁适量。

〔**做法**〕花生仁用热水烫后取花生衣，将花生衣晒干、研碎即可。

〔**大夫叮嘱**〕每次 6 克冲服，每日 2 次。本方适用于再生障碍性贫血和出血的患者。

### 妙方三　花生枣糖汁

〔**材料**〕花生仁 100 克，干大枣 50 克，红糖适量。

〔**做法**〕花生仁用温水泡半小时，取花生衣；干大枣洗净后，温水泡发，与花生衣同放锅内，倒入泡花生仁水，再另加水适量，小火煮半小时，捞出花生衣，加红糖即可。

〔**大夫叮嘱**〕本方有养血活血的功效，适用于贫血、身体虚弱、产后或病后血虚等人群。

### 妙方四　花生枣炖猪蹄

〔**材料**〕花生仁 100 克，大枣 10 枚，猪蹄 2 只，盐少许。

〔**做法**〕将花生仁、大枣先用水泡 1 小时，捞出。将猪蹄去毛和甲，洗净、剁开。锅置火上，加水适量，放入花生仁、大枣、猪蹄。用大火煮沸后，改小火煮至烂熟，放入盐调味即可。

〔大夫叮嘱〕本方有补气养血、美容除皱的功效，适用于贫血人群。

### 妙方五 龙眼花生饮

〔材料〕花生仁 15 克，大枣 25 克，龙眼肉 10 克。

〔做法〕将上述材料洗净，放入锅中，加水适量，用大火煮沸后，改小火煮 20~30 分钟即可。

〔大夫叮嘱〕本方中的食材均有益气养血的功效，合用效果更好。贫血患者可长期服用。

# 胃　痛

### 妙方一 花生炖排骨

〔材料〕木瓜 1 个，花生仁 50 克，排骨 200 克，盐、八角、酱油、料酒各适量。

〔做法〕木瓜去皮、去籽，洗净，切粗块。花生仁洗净。排骨洗净斩块，用盐稍搓一遍。以上各料共置瓦煲，放入调味品，加水适量，用大火煮沸后，改小火煮至花生仁烂熟即可。

〔大夫叮嘱〕本方有促进消化、补养脾胃的功效，适用于脾胃虚弱、消化不良引起的胃痛。

### 妙方二 花生牛奶汤

〔材料〕花生仁 50 克，鲜牛奶 200 毫升，蜂蜜适量。

〔做法〕将花生仁泡在水中，半小时后取出捣烂。将鲜牛奶放入锅中，用大火煮沸，加入捣烂的花生仁，再煮沸，取出待凉，

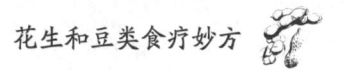

加入蜂蜜搅匀即可。

〔大夫叮嘱〕每晚睡前服用。本方有开胃消食的作用，适用于胃及十二指肠溃疡引起的疼痛。

### 妙方三 红糖花生汤

〔材料〕花生仁80克，红糖15克。

〔做法〕花生仁用清水泡3小时后去衣，捣成黄豆大小的颗粒状，放入锅中，加水适量，用大火煮沸后，改小火煮2小时，趁热加入红糖即可。

〔大夫叮嘱〕每日1次，每次300~400毫升，连服1周。花生仁有开胃醒脾的作用，加红糖能缓急止痛。本方适用于慢性胃炎、消化性溃疡、十二指肠炎等。

# 胃 酸

### 妙方 花生粒

〔材料〕生花生仁适量。

〔做法〕将生花生仁洗净、晾干，备用。

〔大夫叮嘱〕感觉胃酸时，取7粒放入口中，慢慢嚼碎。生花生对胃酸导致的反酸症状有一定的缓解作用。常食花生仁具有助消化、健脾胃、强身健体的功效。

# 失 眠

### 妙方 花生叶茶

〔材料〕鲜花生叶150克或干花生叶适量。

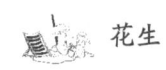

〔做法〕将鲜花生叶洗净，放入锅中，加水适量，用大火煮沸后，改小火煮约20分钟，或将干花生叶晒干研末备用。

〔大夫叮嘱〕鲜花生叶煮水可代茶饮，干花生叶研末可每次5克冲服。花生叶有治疗神经衰弱，改善睡眠的功效。

# 阿尔茨海默病

**妙方 山楂花生茶**

〔材料〕花生仁50克，山楂10克。

〔做法〕将花生仁、山楂洗净，放入锅中，加水适量，用大火煮沸后，改小火煮约30分钟即可。

〔大夫叮嘱〕花生仁有明显的抗衰老功效，多食可延缓脑功能衰退。本方适用于阿尔茨海默病的预防及辅助治疗。

# 音 哑

**妙方 花生蜂蜜水**

〔材料〕花生仁、蜂蜜各30克。

〔做法〕将花生仁洗净，放入锅中，加水适量，用大火煮沸后，改小火煮约15分钟，最后调入蜂蜜即可。

〔大夫叮嘱〕本方有开音利咽的功效，适用于音哑（语声嘶哑）。

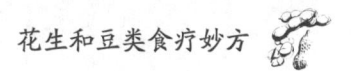

# 过敏性紫癜

**妙方一 花生大枣汤**

〔材料〕花生仁 50 克，大枣 10~15 枚。

〔做法〕将上述材料洗净，放入锅中，加水适量，用大火煮沸后，改小火煮 30~40 分钟。

〔大夫叮嘱〕本方为方便易行的食疗方，即便是患儿，也容易接受，适宜长期服用。

**妙方二 花生大蒜煲**

〔材料〕花生仁 100 克，大蒜（去皮）100 克。

〔做法〕将上述材料洗净，放入锅内，加水适量，用大火煮沸后，改小火煮熟即可。

〔大夫叮嘱〕趁热食用。隔日 1 次，连食 5 次。本方有解毒消肿、健脾止血的功效，适用于脾胃虚弱之过敏性紫癜。

**妙方三 大枣花生衣茶**

〔材料〕花生衣 2 克，大枣 5 枚。

〔做法〕将花生衣、大枣放入锅中，加水适量，用大火煮沸后，改小火煮约 15 分钟即可。

〔大夫叮嘱〕本方适用于血友病鼻衄、齿龈出血和过敏性紫癜的食疗。

# 腰　痛

**妙方** 花生炖凤爪

〔**材料**〕花生仁 30 克，凤爪（鸡爪）4 只，陈皮 3 克，大枣 4 枚，狗脊 20 克，鸡精、盐、味精、高汤各适量。

〔**做法**〕将凤爪洗净，剪去尖甲，截成两段，放在开水中焯一下，然后放入锅中。把狗脊、大枣、花生仁、陈皮依次倒入锅中（狗脊在做汤之前浸泡 30 分钟）。材料放齐后，倒入高汤。大火煮沸后，改小火煮 2 小时。到时间后，把盐、味精、鸡精均匀撒入汤中即可。

〔**大夫叮嘱**〕本方适用于肾虚腰痛、足膝软弱无力等。

# 慢性肾炎

**妙方一** 花生蚕豆汤

〔**材料**〕花生仁 120 克，蚕豆 250 克，红糖适量。

〔**做法**〕将花生仁、蚕豆洗净，同入锅中，加水适量，用大火煮沸后，改小火煮至蚕豆皮破裂，调入红糖，再略煮即可。

〔**大夫叮嘱**〕本方有扶正补虚、利水消肿的功效，适用于慢性肾炎的食疗。

**妙方二** 花生赤小豆汤

〔**材料**〕花生仁、赤小豆各 120 克。

〔**做法**〕将上述材料洗净，放入锅中，加水适量，用大火煮

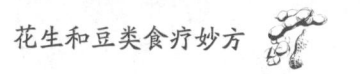

沸后，改小火煮熟即可。

〔大夫叮嘱〕花生仁、赤小豆均有利水消肿的功效，合用疗效更好。本方适用于慢性肾炎引起的腹水的食疗。

### 妙方三　花生衣茶

〔材料〕炒花生衣 25 克。

〔做法〕将炒花生衣研为细末备用。

〔大夫叮嘱〕开水冲服，每次 300~400 毫升。花生衣有补血止血的功效，本方适用于慢性肾炎引起的尿血。服用期间忌食辛辣。

# 便　秘

### 妙方一　花生芝麻粥

〔材料〕花生仁 20 克，芝麻 15 克，粳米 50 克。

〔做法〕将芝麻炒至微香，与粳米、花生仁放入锅中，加水适量，用大火煮沸后，改小火煮成粥即可。

〔大夫叮嘱〕本方具有补肝肾、生血的功效，适用于血虚便秘、头晕、须发早白者。久服能延年益寿。

### 妙方二　花生牛奶汤

〔材料〕花生仁 50 克，牛奶 200 毫升。

〔做法〕花生仁浸泡 30 分钟，然后打碎放入锅中，加牛奶 200 毫升，用中火煮沸即可。

〔大夫叮嘱〕本方适用于中老年人的习惯性便秘。引起便秘的原因是多方面的，与个人的生活习惯、身体素质等息息相关，

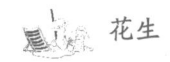 

患者平时应注意养成良好的排便习惯。

# 营养不良性水肿

## 妙方一　花生鲫鱼汤

〔材料〕花生仁60克，鲫鱼1条，酒少许。

〔做法〕将花生仁洗净，鲫鱼去鳞、肠、鳃，然后洗净，把花生仁、鲫鱼放入锅中，加水适量，用大火煮沸后，改小火煮至花生仁、鲫鱼都烂熟时，加酒少许即可。

〔大夫叮嘱〕本方既能补充营养，又有利水消肿的功效，适用于营养不良性水肿的食疗。

## 妙方二　花生衣大枣茶

〔材料〕花生衣15克，大枣15枚。

〔做法〕将花生衣、大枣洗净，放入锅中，加水适量，用大火煮沸后，改小火煮20~30分钟。

〔大夫叮嘱〕代茶饮。本方有益气补血、利水消肿的功效，适用于营养不良性水肿的食疗。

## 妙方三　花生豆蒜汤

〔材料〕花生仁90克，黄豆、大蒜各60克。

〔做法〕将花生仁、黄豆、大蒜洗净，放入锅中，加水适量，用大火煮沸后，改小火煮熟即可。

〔大夫叮嘱〕本方有益气健脾、利水消肿的功效。水肿患者皆可服用。

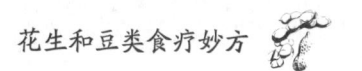

# 发　枯

妙方　**花生柠檬汁**

〔材料〕花生粉末、酸乳酪、柠檬汁各少许。

〔做法〕将所有材料混合均匀。

〔大夫叮嘱〕本方在用完洗发水后使用，然后再用水清洗干净即可。花生和酸乳酪含有丰富的蛋白质，能令干性头发恢复光泽。适用于各种原因引起的头发干枯易断、不易于梳理等。

# 须发早白

妙方　**首乌花生汤**

〔材料〕花生仁 50 克，黑芝麻 50 克，制何首乌 10 克，盐少量。

〔做法〕将花生仁、黑芝麻、制何首乌一起放入锅中，加水适量，用大火煮沸后，改小火煮约 30 分钟。待熟时依个人口味放入盐调味即可。

〔大夫叮嘱〕本方适用于须发早白的食疗。要坚持长期服用，效果才好。

# 雀　斑

妙方　**柠檬花生汤**

〔材料〕花生仁 20 克，柠檬汁 100 毫升，白糖水少许。

〔做法〕将花生仁捣碎，放入柠檬汁中搅拌，加白糖水少许。

〔大夫叮嘱〕柠檬汁含有大量维生素 C、钙、锌、铁等。常饮本方不仅可美白肌肤，还能防止皮肤色素沉着，达到祛斑的目的。

# 脚气病

**妙方** **赤豆花生枣汤**

〔材料〕花生仁 15 克，赤小豆、大枣各 10 克，大蒜 5 克。

〔做法〕将上述材料洗净，放入锅中，加水适量，用大火煮沸后，改小火煮熟即可。

〔大夫叮嘱〕本方有祛湿、利水消肿的功效，适用于脚气病的食疗。

# 弱　视

**妙方** **花蜜奶蛋汤**

〔材料〕熟花生仁粉 2 汤匙，鸡蛋 1 枚，牛奶 1 杯，蜂蜜 2 汤匙。

〔做法〕将鸡蛋打破，放入碗中搅匀，用煮沸的牛奶冲开，加入熟花生仁粉，待温时加蜂蜜调匀食用。

〔大夫叮嘱〕本方适用于弱视患者的食疗。坚持服用，方可见效。

# 遗　尿

**妙方** **花生叶山药饮**

〔材料〕鲜花生叶 3 克，山药 20 克。

〔做法〕将上述材料洗净，放入锅中，加水适量，用大火煮沸后，改小火煮约 15 分钟即可。

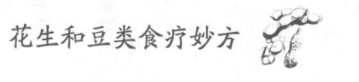

〔**大夫叮嘱**〕本方有健脾补肾、止遗的功效,适用于遗尿的食疗。

# 脑震荡后综合征

**妙方** 花生叶汤

〔**材料**〕鲜花生叶 50 克。

〔**做法**〕将鲜花生叶洗净,放入锅中,加水适量,用大火煮沸后,改小火煮约 15 分钟即可。

〔**大夫叮嘱**〕本方乃民间验方,对脑震荡后综合征有一定疗效。

# 肥胖症

**妙方** 花生芹菜粥

〔**材料**〕花生仁 30 克,芹菜 20 克,粳米 100 克,盐适量。

〔**做法**〕先将芹菜洗净切碎,再与花生仁和淘洗干净的粳米一同放入砂锅中,加水适量,用大火煮沸,改小火煮成粥,加盐调味即可。

〔**大夫叮嘱**〕本方清淡爽口,有清热生津、消肿解毒、减肥美容的功效。

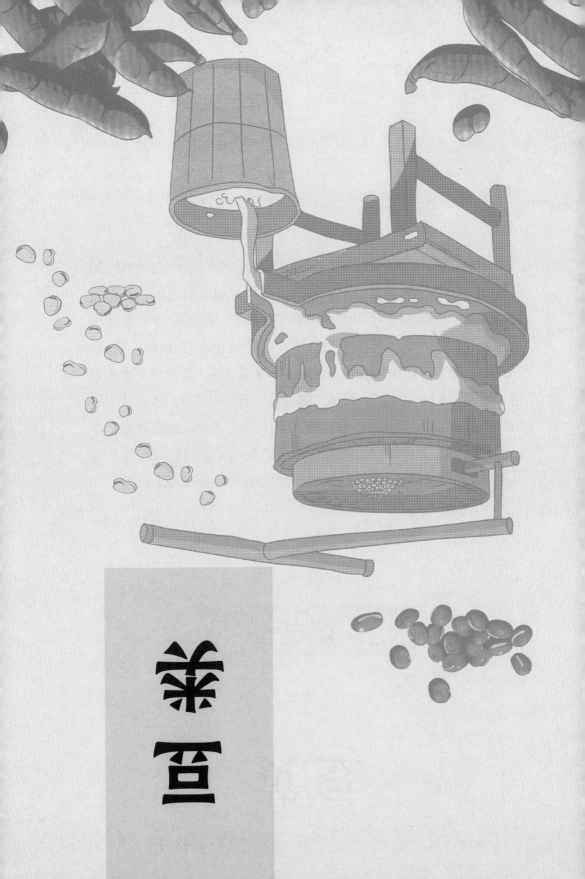

茱萸

# 黄豆

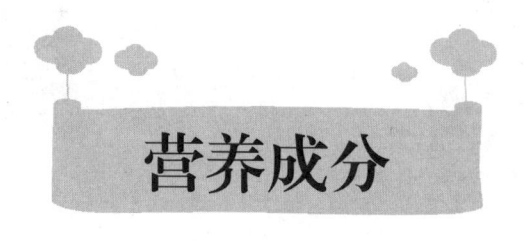

## 营养成分

　　黄豆不仅味美，还因富含营养而具有良好的保健作用。黄豆所含的植物蛋白量多质高，足以与动物蛋白相媲美，堪称营养瑰宝。现代营养学测定：每 100 克黄豆含蛋白质 35 克、脂肪 16 克、碳水化合物 34.2 克、钙 191 毫克、磷 465 毫克、铁 8.2 毫克、胡萝卜素 220 微克、维生素 $B_1$ 0.41 毫克、维生素 $B_2$ 0.2 毫克、烟酸 2.1 毫克。此外，还含有卵磷脂、大豆甾醇等各种物质。黄豆蛋白质中含有多种氨基酸，尤其是人体自身不能合成的必需氨基酸，并且成分比例比较平衡，是一种理想的优质植物蛋白食物。因此有民间谚语曰："有钱吃肉，无钱吃豆。"

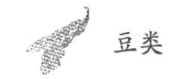 

# 健康功效

　　黄豆除了富含营养物质外，还含有许多具有保健作用的活性物质，如大豆异黄酮和皂苷等。我国人民自古以来就知道黄豆是一种药食兼用的佳品。据《中国医学大辞典》记载，黄豆味甘、性温，能宽中下气，利大肠，治水胀、肿毒，研末用水和，可疗痘后生痈。因此，在祖国医学里，黄豆常被用来治疗小儿丹毒、痘疮溃烂、汤火疮等。

　　现代科学研究证实，黄豆有如下健康功效：

　　● 增强机体免疫功能。大豆中含有丰富的蛋白质、不饱和脂肪酸、维生素等营养成分，这些营养成分比较容易被身体消化吸收，能够补充人体所需的营养，可以起到增强免疫力的作用。

　　● 防止血管硬化。黄豆中的大豆卵磷脂和可溶性纤维可降低血液中的胆固醇含量，避免血液黏稠，防止血管硬化，预防心血管疾病，保护心脏。还可以促进肝脏细胞的再生，提高肝脏的功能，有助于预防脂肪肝、肝炎、肝纤维化等。

　　● 促进骨骼发育。黄豆中含有多种矿物质，能补充钙质，防止因缺钙引起的骨质疏松，有效促进骨骼发育和增强骨密度，对小儿、老人的骨骼健康极为有利。

　　● 通导大便。黄豆中含有的可溶性纤维能够促进肠胃蠕动，

帮助通便。

● 抗缺铁性贫血。黄豆富含铁，搭配富含维生素C的食物，如黄豆青菜炖排骨，对补铁有一定的帮助，有助于预防和治疗缺铁性贫血。

● 降糖降脂。黄豆中含有一种抑制胰酶的物质，对糖尿病有一定的改善作用。同时，黄豆所含的皂苷有助于降低血中胆固醇和甘油三酯的水平。

● 美容抗衰老。黄豆富含大豆异黄酮，这种植物雌激素能改善皮肤衰老，还能缓解更年期综合征。此外，黄豆中含有的亚油酸可以有效阻止皮肤细胞中黑色素的合成。

● 改善记忆力。黄豆中的卵磷脂是构成人体细胞膜、脑神经组织、脑髓的主要成分，并参与乙酰胆碱的合成，是一种人类思维记忆功能所需的重要物质。常吃黄豆可健脑益智，增强记忆力。

● 预防中风。中风一般多由高血压和脑动脉硬化引起，研究调查发现，高血压患者尿中的尿钠增加，尿钾减少。这表明高血压患者的膳食结构中，钠的摄入量过多，钾的摄入量过少，因此可多吃黄豆一类的高钾食物，促使体内过多的钠盐排泄。

# 食用宜忌

用黄豆养生应持科学的态度，不能急于求成，而要遵循适量原则，尤其是对于某些特定疾病的患者，最好在医生指导下食用。在食用黄豆时，需要注意以下几点：

● 控制摄入量。黄豆属于产气丰富的食物，如果过量食用，可能会加重胃肠道负担，引起腹胀、腹痛、消化不良等不适症状。因此，需要控制黄豆的摄入量，避免过量食用。

● 避免与粗纤维食物同时食用。黄豆中含有丰富的膳食纤维，如果与粗纤维食物同时食用，比如玉米、燕麦、荞麦等，可能会加重胃肠道负担，同样引起腹胀、腹痛等不适症状。

● 特定人群应慎用。痛风患者、肾炎患者应慎食黄豆。黄豆属于中等嘌呤食物，痛风患者食用后可能会导致体内尿酸水平升高，不利于控制病情。黄豆中含有丰富的蛋白质，而肾炎患者肾脏功能受损，食用黄豆可能会加重肾脏负担，不利于病情的恢复。对黄豆过敏者应忌食黄豆，以免引起过敏反应，如皮疹、瘙痒等。

# 调养食疗方

## 甲状腺癌

**妙方** **昆海豆汤**

〔**材料**〕黄豆 300 克，昆布、海藻各 50 克，盐或糖适量。

〔**做法**〕将上述材料洗净，放入锅中，加水适量，用大火煮沸后，再用小火煮至黄豆烂熟即可，可依个人喜好加盐或糖。

〔**大夫叮嘱**〕饮汤吃黄豆，每日 1 次，每次 300~400 毫升。本方宜长期食用。

## 盐卤中毒

**妙方** **黄豆汁**

〔**材料**〕生黄豆 500 克。

〔**做法**〕生黄豆洗净研碎，加冷开水 1 500 毫升并搅拌均匀即可。

[**大夫叮嘱**]去渣服汁，每次 500 毫升，分 2 次服完。也可用黄豆粉调匀后灌入。黄豆浆可与胃内盐卤作用而生成蛋白质沉淀，从而解除盐卤的毒性。

# 贫　血

### 妙方一　黄豆炖排骨

[**材料**]黄豆 250 克，猪排骨 750 克，盐、料酒、酱油、油、鲜汤各适量，葱花、葱结、姜块各少许。

[**做法**]猪排骨斩成段状。黄豆用水洗净，泡发待用。炒锅加油，烧热后倒入猪排骨翻炒，加料酒、酱油、鲜汤、黄豆、盐、葱结及姜块，烧开后倒入砂锅炖制。待黄豆和排骨酥烂，挑出葱结和姜块，撒上葱花即可。

[**大夫叮嘱**]本方适用于气血不足的女青年，也适用于脾胃气虚或阳虚所致的食少乏力、四肢无力、病后长期体弱的患者。

### 妙方二　黄豆煮猪肝

[**材料**]黄豆 100 克，猪肝 80 克，盐、料酒、酱油、姜末、葱花各少许。

[**做法**]猪肝洗净切片，黄豆洗净。先将黄豆倒入锅中，加水适量，煮至八成熟，加入猪肝片共煮熟，再放盐、料酒、酱油、姜末、葱花，搅匀即可。

[**大夫叮嘱**]本方具有补脾养血的功效，适用于营血亏虚、面色萎黄无华等。

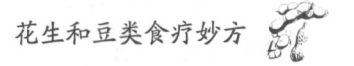

### 妙方三 皂矾炒豆

〔材料〕黄豆250克，煅皂矾30克。

〔做法〕先将煅皂矾溶于水中备用，再用锅炒黄豆，同时持续加入煅皂矾水，将黄豆炒熟即可。

〔大夫叮嘱〕每次饭前吃20~30克，每日3次。本方有健脾养血的功效，适用于缺铁性贫血的食疗。

# 感　冒

### 妙方 黄豆香菜汤

〔材料〕黄豆10克，新鲜香菜（即芫荽）30克，盐少许。

〔做法〕黄豆和香菜分别洗干净。先将黄豆放入锅内，加水适量，煎煮15分钟后，再加入香菜同煮15分钟即可。

〔大夫叮嘱〕本方有扶正祛邪的功效，适用于小儿风寒感冒。

# 食　积

### 妙方 黄豆炖鸡胗

〔材料〕黄豆50克，鸡胗500克，酱油25毫升，黄酒20毫升，白糖10克，桂皮、八角、葱、姜各适量，清汤500毫升。

〔做法〕先将鸡胗剖开，去净污物，剥去胗皮，洗净，放入开水中氽一下捞出，撕去筋膜，洗净，放入锅中，再将清汤倒入锅中，加入其他材料，用大火煮沸后，转小火煮1小时，鸡胗酥烂时捞起，切片装盘。

〔大夫叮嘱〕本方具有益气健脾、消食和中的功效，适用于脾胃虚弱、食积不化、脘腹胀满、不思饮食等人群。

# 荨麻疹

**妙方** 黄绿豆汤

〔材料〕黄豆 30 克，绿豆 160 克，红糖 120 克。

〔做法〕将黄豆、绿豆洗净，放入锅中，加水 1 000 毫升，用大火煮沸后，改小火煮至豆烂熟，最后加红糖调匀即可。

〔大夫叮嘱〕本品具有清热凉血、消肿的功效。适用于荨麻疹、小儿腮腺炎等的食疗。

# 脂肪肝

**妙方** 黄豆芹菜汤

〔材料〕黄豆 20 克，鲜芹菜 100 克。

〔做法〕黄豆先用水泡发，鲜芹菜洗净切成片。锅内加水适量，放黄豆、芹菜，用大火煮沸后，改小火煮熟即可。

〔大夫叮嘱〕芹菜富含纤维素，与黄豆同用对脂肪肝有很好的改善效果。

# 高血压

**妙方一** 醋泡黄豆

〔材料〕黄豆 500 克，香醋适量。

〔做法〕将干净的黄豆倒入可以密封的瓶或坛里（高度到瓶子的 1/2 处即可），倒入香醋，淹没黄豆，然后密封起来放置。如果发现醋被黄豆吸收完了，可再加醋。1周后即可食用。

[大夫叮嘱]每次10~20粒，每日3次。本方是民间验方，有很好的降压功效。

### 妙方二 黄豆糊

[材料]黄豆粉30克。

[做法]将黄豆粉用水调成糊状后放入锅内，加水约500毫升，煮成糊状即可。

[大夫叮嘱]可早餐时食用。本方有很好的降压降脂功效。

# 冠心病

### 妙方一 芥菜黄豆粥

[材料]黄豆、大米各50克，芥菜头6个。

[做法]黄豆提前泡发，芥菜头洗净切碎。锅中加水适量，先用大火煮黄豆和大米，沸腾后改小火慢煮20分钟，然后加入芥菜碎稍煮至熟即可，可根据个人喜好加盐调味。

[大夫叮嘱]本方适用于冠心病痰浊闭阻型的食疗。此证型的特点是胸中痞闷兼心痛时作、体胖多痰、肢体困重、眩晕心悸、舌胖、苔厚浊腻、脉弦滑等。

### 妙方二 灵芝豆粉

[材料]黄豆300克，灵芝100克。

[做法]灵芝切片，黄豆炒熟，分别磨成细粉，再混合。

[大夫叮嘱]开水冲服，每次9~15克，每日3次，连服15~30日。本方有降低血液黏度的功效。

# 急性出血性结膜炎

**妙方** **桑菊豆饮**

〔材料〕黄豆 60 克，杭菊花 15 克，冬桑叶 15 克，白糖 30 克。

〔做法〕将黄豆洗净、泡发，同杭菊花、冬桑叶一起放入锅中，加水适量，大火煮沸后，改小火煮 10 分钟左右，去渣，加白糖调匀即可。

〔大夫叮嘱〕本方有很好的清热解毒功效，对急性出血性结膜炎及眼部红肿疼痛有良好的疗效。

# 颈椎病

**妙方** **黄豆枕**

〔材料〕黄豆 2 000 克。

〔做法〕把黄豆在太阳下晒几次，做一个像枕头的布袋，长约 30 厘米，宽约 15 厘米，把黄豆装在布袋里。

〔大夫叮嘱〕晚上睡觉时，把黄豆布袋中间压低些，高度低于自己的一个拳头，睡下后两肩顶住黄豆布袋两边，仰卧睡姿。睡梦中不自主地活动，使一粒粒的黄豆能够按摩颈部。一般 2 周后见效。

# 须发早白

**妙方** **首乌芝麻豆粉**

〔材料〕黄豆、熟地黄、蒸何首乌、枸杞子、墨旱莲、黑芝麻、

黄精、核桃仁、川芎各 50 克，女贞子 100 克，太子参 60 克，白芍 40 克。

〔做法〕将上述材料共同放入锅中炒黄，研为细粉。

〔大夫叮嘱〕每日 3 次，每次 6 克，饭后水冲服。本方具有滋补肝肾、活血行气、养阴、益精血的功效，适用于用脑过度、气血两虚、肝肾阴虚引起的青少年白发。

# 腮腺炎

**妙方** **三豆红糖粳米粥**

〔材料〕黄豆、红糖各 30 克，绿豆 60 克，赤小豆 50 克，粳米 100 克。

〔做法〕将黄豆、绿豆、赤小豆洗净，水浸 24 小时，与洗净的粳米同入锅中，加水适量，用大火煮沸后，改小火煮至粥成，加红糖即可。

〔大夫叮嘱〕本方有清热、解毒、消炎的功效，适用于腮腺炎的食疗。

# 失　眠

**妙方** **豆菇大枣炖鸡肉**

〔材料〕黄豆 50 克，干香菇 10~15 克，大枣 15 克，鸡肉 100~150 克，盐、生姜片各少许。

〔做法〕干香菇用水泡发，大枣洗净去核，鸡肉洗净切块，黄豆洗净，共放于锅内，加水适量，放盐、生姜片，用大火煮沸后，改小火煮至鸡肉烂熟，黄豆熟透即可。

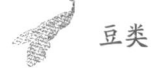
〔**大夫叮嘱**〕本方有益气养阴、滋养肝肾的功效。适用于气血阴精不足所致的失眠多梦、头晕眼花等。

# 便　秘

**妙方** **豆皮饮**

〔**材料**〕黄豆皮 120 克。

〔**做法**〕将黄豆皮洗净，放入锅中，加水适量，用大火煮沸后，改小火煮 20 分钟即可。

〔**大夫叮嘱**〕黄豆皮有利二便、清热润肺、宽中下气的功效，对缓解便秘有一定效果。

# 糖尿病

**妙方** **豆拌海带**

〔**材料**〕黄豆 25 克，海带 150 克，香油 3 克，盐 2 克，味精少许。

〔**做法**〕黄豆洗净，用水泡发，煮熟备用。海带洗净、煮熟、切小块。黄豆与海带一起装盘，加香油、盐、味精即可。

〔**大夫叮嘱**〕本方适用于糖尿病的辅助治疗，可经常食用。

# 黑豆

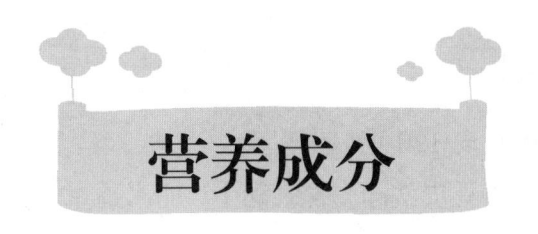

## 营养成分

黑豆营养丰富，每 100 克黑豆含蛋白质 36 克、脂肪 15.9 克、不溶性膳食纤维 10.2 克、碳水化合物 33.6 克、钙 224 毫克、镁 243 毫克、钾 1 377 毫克、磷 500 毫克。此外，黑豆还含有多种微量元素、维生素和强心苷、大豆皂苷等功能因子。

黑豆中蛋白质含量高的可达 48% 以上，居豆类之首。黑豆含有 18 种氨基酸，其中包含人体必需的 8 种氨基酸，且比例良好。脂肪含量达 15%，以不饱和脂肪酸为主，占脂肪酸总量的 80% 以上，其中亚油酸含量占 55% 以上，吸收率高达 95% 以上，除能满足人体对脂肪的需要外，还有降低血中胆固醇的作用。黑豆还含有丰富的膳食纤维与植物固醇，对患动脉硬化的中老年人来说，是一种理想的保健品。

# 健康功效

黑豆味甘、性平，无毒，有活血、利水、祛风、清热解毒、滋阴养血、补虚乌发的功能。李时珍在《本草纲目》中说："黑豆入肾功多，故能治水消胀下气，制风热而活血解毒。"并言黑豆可治疗水肿、胀满、风毒、脚气、风痹筋挛、产后头风等。黑豆可解酒食诸毒、鱼毒、巴豆毒及百药之毒。将黑豆生研，涂痈肿。黑豆皮、叶及花均可入药治病。黑豆皮在中药上称"稆豆衣"，有滋阴养血、清热、平肝益肾的作用，可治肝血不足或阴虚阳亢所致的头痛眩晕。黑豆叶主入膀胱经、能利尿通淋、凉血解毒，主治热淋、血淋，捣烂外敷可治蛇咬伤。黑豆花能明目去翳，主治翳膜遮睛。

现代科学研究证实，黑豆有如下健康功效：

● 预防动脉血管硬化。黑豆是高品质的植物蛋白，易于人体消化吸收。其所含脂肪主要是不饱和脂肪酸（如亚油酸、亚麻酸），可促进血液中胆固醇的代谢。此外，黑豆中所含的植物固醇，可与其他食物中的固醇类相互竞争吸收，而加速粪便中固醇类的排出，避免过多胆固醇堆积在体内，所以有助于改善血管栓塞。

● 抗老防衰。黑豆富含花青素和维生素 E。花青素是一种很强的抗氧化剂，能清除人体内的自由基，和维生素 E 协同，能够成为体内防止氧化的保护层，抗氧化活性更好，能起到延缓衰

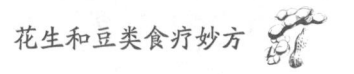

老和增强体质的作用。

● 预防便秘。黑豆属于粗粮的一种,其中含有较多的粗纤维,具有良好的通便作用,能够促进肠道蠕动。黑豆中的寡糖也有利于双歧杆菌增殖,从而调节肠内菌群,促进肠道畅通,让体内垃圾顺利排出。现代人多饮食精细,加重了肠道负担,尤其是老年人,最易便秘。每天适量吃点黑豆,增加粗纤维的摄入,可以一定程度上预防便秘。

● 健脑益智。黑豆中含有不饱和脂肪酸,可在人体内转化成卵磷脂。卵磷脂是形成脑神经必不可少的营养成分,能增强脑功能,提高记忆力。黑豆中所含的钙和磷也能防止大脑老化迟钝,达到健脑益智的目的。

● 美容养颜。黑豆富含维生素 B 和维生素 E,具有美容养颜的作用,可以滋润肌肤,淡化色斑,使皮肤变得更加细腻光滑。古代很多重要药典都记载黑豆可驻颜、明目、乌发,使皮肤变白嫩。宋代著名文学家苏东坡就曾记述,当时京城汴梁,宫廷内外,少男少女们为了美容而服食黑豆。此外,黑豆中还含有泛酸,这种成分能乌发润发,改善白发现象。

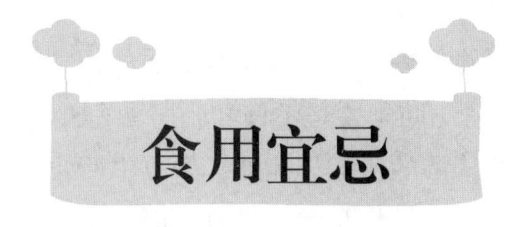

# 食用宜忌

用黑豆养生应持科学的态度,不能急于求成,而要遵循适量原则，尤其是对某些特定疾病的患者，最好在医生指导下食用。在食用黑豆时，需要注意以下几点：

● 黑豆不适于空腹时食用。生硬的黑豆含大量粗纤维，不易消化，空腹食用会摩擦刺激胃壁，胃部病变者易出现疼痛、腹泻等不适的症状。

● 黑豆不宜过量食用。黑豆属于高蛋白食品，过量食用会增加胃肠负担。在日常生活中，应保持均衡饮食，养成良好的饮食习惯。

● 黑豆宜熟食，不宜生吞。生黑豆中有一种叫抗胰蛋白酶的成分，可影响蛋白质的消化吸收，引起腹泻，尤其是胃肠不好的人，食用后可能会出现腹胀、腹痛等症状。

● 痛风患者不宜过多食用。黑豆含有高嘌呤，可能引发体内尿酸水平升高，加重痛风症状。

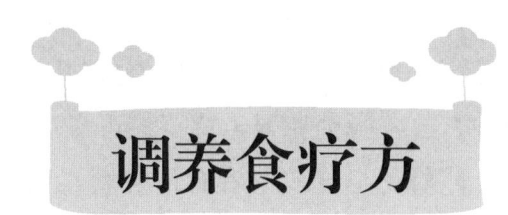

# 调养食疗方

# 感 冒

**妙方一** 银花豆饮

〔材料〕金银花 5 克，黑豆 30 克。

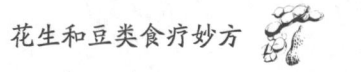

〔**做法**〕先将黑豆放入锅中，加水 500 毫升，用大火煮沸后，改小火煮 20 分钟，放入金银花再煮 10 分钟即可。

〔**大夫叮嘱**〕本方适用于风热感冒的治疗，风寒感冒者不宜使用。

### 妙方二 黑豆香菜汤

〔**材料**〕香菜 30 克，黑豆 10 克。

〔**做法**〕先将黑豆洗净，放入锅中，加水 500 毫升，用大火煮沸后，改小火煮 20 分钟，放入香菜再煮 5 分钟即可。

〔**大夫叮嘱**〕本方适用于感冒兼食欲减退的患者。香菜有行气宽中的功效，可以促进患者恢复食欲，增强抗病能力。

### 妙方三 菊花菜豆汤

〔**材料**〕黑豆 15 克，野菊花 5 克，苦苣菜 50 克。

〔**做法**〕将黑豆洗净，放于锅中，加水 500 毫升，用大火煮沸后，改小火煮 15 分钟，放入野菊花与苦苣菜，再煮 10 分钟。

〔**大夫叮嘱**〕野菊花与苦苣菜皆有清热解毒的功效，合用则效力更加显著。黑豆能清热养阴，可帮助患者增强自身抵抗力。本方适用于感冒兼肝火旺盛的患者。注意本方不能煎煮时间过长，否则野菊花与苦苣菜的有效成分容易丢失。

### 妙方四 黑豆茶

〔**材料**〕黑豆、红糖各 30 克，茶叶 9 克。

〔**做法**〕先将黑豆研碎，与茶叶一起放入锅内，加水 500 毫升，煮 15 分钟，去渣取汁，加入红糖搅匀即可。

〔**大夫叮嘱**〕趁热服用。本方适用于气虚感冒。使用时一定要将黑豆研碎，否则不能有效发挥其作用。

# 咳　嗽

## 妙方一　豆炖梨

〔材料〕小黑豆 50 克，冰糖 30 克，雪梨 1 个。

〔做法〕将雪梨削去表皮，冲洗后，在靠雪梨柄处横切开，留作雪梨盖，用小勺挖去雪梨核。将提前泡发好的小黑豆装入雪梨孔内，以装满为止，再把雪梨盖盖上，用竹签插牢，放在瓷盅内，加入冰糖，盖上盅盖，再将盅放在加水的锅内，中火徐徐蒸炖，水沸后约 40 分钟即熟，将雪梨取出装入盘内即可。

〔大夫叮嘱〕本方适用于肺热咳嗽、气喘、痰多等，可供老年慢性气管炎有热痰者食用。

## 妙方二　荸荠枣豆汤

〔材料〕黑豆 100 克，荸荠 60 克，大枣 8 枚，陈皮 1 克。

〔做法〕将黑豆洗净，放入砂锅内，加水适量，用小火煨。荸荠洗净，去皮，切块。大枣、陈皮洗净。当黑豆煮至八成熟时，加入大枣、荸荠、陈皮，继续煨熟即可。

〔大夫叮嘱〕黑豆营养丰富，可补肾以纳肺气；荸荠、陈皮能滋阴化痰；大枣能补脾益气。四物配伍，对久咳不愈者有效。本方可长期食用。

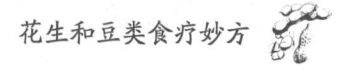

# 气 喘

妙方 **二黑饮**

〔材料〕黑豆、黑砂糖各 20 克。

〔做法〕黑豆放入锅中，加水 500 毫升，用大火煮沸后，改小火煮至半量，加入黑砂糖，搅匀即可。

〔大夫叮嘱〕黑豆味甘、性平，能清热、解毒、补肾、利湿。补肾有助于平喘，利湿有助于消痰。黑砂糖能润肺、缓急、止咳。二者合用以治疗气喘而有痰者，收效较好。

# 腹 痛

妙方 **黑豆水**

〔材料〕黑豆 50 克。

〔做法〕将黑豆放入锅中，加水 300 毫升，用大火煮沸后，改小火煮至半量即可。

〔大夫叮嘱〕本方适用于饮食不当造成的腹痛。疼痛缓解后再连续服用数次，以巩固疗效。

# 高血压

妙方 **黑豆茶**

〔材料〕黑豆 100 克，绿茶 300 毫升，盐适量。

〔做法〕把黑豆先浸泡一个晚上，同绿茶和盐一起放入锅中，加水适量，用中火煮至起泡，改小火煮 3~5 小时。取汁服用。

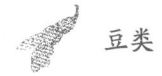

〔**大夫叮嘱**〕本方至少饮用 1 个月才有效果。本方能利尿，所以最好不要在晚上饮用。

# 心　悸

**妙方** **龙眼枣豆粥**

〔**材料**〕黑豆 30 克，龙眼肉、大枣各 15 克，粳米 50 克，白糖、桂花糖各适量。

〔**做法**〕将黑豆用水泡发，大枣去核，粳米淘洗干净。黑豆放入锅中，加水适量，用大火煮沸，再改小火慢慢熬煮，熬煮至黑豆八成熟时，加入粳米、大枣，继续熬煮，直至黑豆烂熟、粥黏稠时，加入龙眼肉，稍煮片刻，停火后闷 5 分钟左右，然后加入白糖、桂花糖，调匀即可。

〔**大夫叮嘱**〕本方适用于肾虚心悸、气血亏损的患者。身体虚弱的老年人及病后调养者，亦可使用本方调理。

# 糖尿病

**妙方** **大黄甘草豆汤**

〔**材料**〕大黄 8 克，甘草 10 克，黑豆 30 克。

〔**做法**〕将甘草、黑豆洗净，放入锅中，加水 700 毫升，用大火煮沸后，改小火煮 10 分钟，然后放入大黄，再煮 15 分钟。

〔**大夫叮嘱**〕去渣取汁，每日 3 次。大黄有比较强的导泻作用，因此本方不宜长期服用，以免影响消化系统功能。

# 肝硬化

**妙方** 豆炖猪肉海带汤

〔材料〕黑豆 100 克，鲜海带 200 克，猪瘦肉 100 克，姜、葱、盐各 5 克。

〔做法〕所有材料分别洗净。猪瘦肉切成 4 厘米见方的块，鲜海带切丝，姜切片，葱切段。把所有材料一同放入炖锅内，加水 600 毫升。把炖锅置大火上煮沸，去浮沫，再改小火炖煮 1 小时，加入盐拌匀即可。

〔大夫叮嘱〕本方能够利水、祛风、解毒，可供肝硬化腹水患者日常保健食用。

# 风湿病

**妙方一** 黑豆独活瘦肉汤

〔材料〕黑豆 100 克，独活 200 克，猪瘦肉 150 克，盐、米酒各适量。

〔做法〕将猪瘦肉洗净、切成片，黑豆、独活洗净。把黑豆、独活、猪瘦肉放入煲内，加水适量，大火煲开后，改小火煲 2~3 小时，下盐、米酒调味即可。

〔大夫叮嘱〕本方有祛风湿、调经络、止痛散寒的功效，适用于辨证属风寒湿证型的风湿病，风热证者不宜服用。

**妙方二** 水蛇煲

〔材料〕水蛇 750 克，陈皮 1 块，姜 6 片，生薏苡仁 100 克，黑豆 100 克，盐、胡椒粉少许，花雕酒 2 汤匙。

〔做法〕水蛇洗净，陈皮浸软，生薏苡仁浸洗干净，黑豆洗净后晾干。将黑豆放入锅中炒香，再放入陈皮和姜片同炒。加入水蛇、薏苡仁和适量水煲开，除去浮沫，改小火煲 2 小时，加盐和花雕酒。食用时可据个人口味加胡椒粉。

〔大夫叮嘱〕本方能祛风湿、清热通络，适用于辨证属风湿热证型的风湿病。

### 妙方三 首乌鸡血藤卤黑豆

〔材料〕鸡血藤 50 克，制何首乌 100 克，黑豆 500 克，黄酒 2 汤匙。

〔做法〕鸡血藤、制何首乌快速洗净，水浸 2 小时。黑豆去杂质，洗净，滤干。鸡血藤、制何首乌连同浸液一起倒入大瓦罐内，小火煮 1 小时，约剩下 1 大碗药液时，滤出第一汁。再加冷水 2~3 大碗，煎 1 小时许，剩下 1 大碗药液时，滤出第二汁、弃渣。第一汁、第二汁与黑豆一同倒入砂锅中，加黄酒 2 汤匙，小火慢煮 2 小时，使药汁慢慢渗入黑豆内，药汁快干时离火冷却。将黑豆烘干或晒干，装瓶。

〔大夫叮嘱〕每日 2 次，每次 30~50 粒，3 个月为 1 个疗程。细嚼慢咽。本方具有补养肝肾、活血通脉、祛风湿、舒筋络的功效，长期服用能收到理想的治疗效果。

# 病后体虚

### 妙方一 黑豆白糖饮

〔材料〕黑豆 100 克，白糖少许。

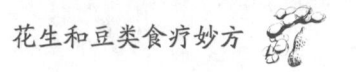

〔做法〕将黑豆水浸 30 分钟后，放入锅中，加水适量，用大火煮沸后，改小火煮 40 分钟，加白糖调味即可。

〔大夫叮嘱〕趁热饮汁。本方适用于病后体虚患者的调养。一般食用 1 周方可见效，所以应当坚持服用。

### 妙方二　枸杞猪肝煲

〔材料〕猪肝 200 克，黑豆 100 克，枸杞子 25 克，北沙参 30 克，生姜 2 片（去皮），香油、盐各适量。

〔做法〕将黑豆洗净、晾干，放入锅中，用中火炒至豆衣裂开，再用水洗净，沥干水；将猪肝洗净，切成块；枸杞子、北沙参、生姜片分别洗净。将猪肝、黑豆、枸杞子、沙参、生姜放入锅中，加水适量，用小火煲至黑豆烂熟，加香油、盐调味即可。

〔大夫叮嘱〕本方有补血养肝、益精明目的功效，适用于病后身体虚弱所致的面色苍白、头晕眼花、视物不清等。

# 发育迟缓

### 妙方　黑豆粉

〔材料〕黑豆 1 000 克。

〔做法〕把黑豆置烤箱中干燥，研粉装瓶备用。

〔大夫叮嘱〕服时用开水调成糊状或入稀粥中食用均可。本方适用于发育迟缓的儿童。如果能常年坚持服用本方，则对小儿生长发育有很大帮助。

# 须发早白

**妙方** 首乌制黑豆

〔材料〕何首乌 1 000 克，盐 60 克，黑豆 5 000 克。

〔做法〕把何首乌、盐放入大瓦锅中，加水适量，用大火煮沸后，改小火煮 20 分钟，滤去药渣，再加黑豆，药液量以能淹没黑豆为度，煮 30 分钟，捞出，阴至八成干。然后如前法再煮再干，反复 9 次（即中药九蒸九晒炮制法）即可。

〔大夫叮嘱〕每次嚼食 25 克，早晚各 1 次。服用本方贵在坚持，如果能长期服用，则收效良好。

# 营养不良性水肿

**妙方** 黑豆肉汤

〔材料〕黑豆 100 克，猪瘦肉 50 克。

〔做法〕将黑豆、猪瘦肉洗净后放入锅中，加水适量，用大火煮沸后，改小火煮约 30 分钟即可。

〔大夫叮嘱〕黑豆入肾经，被誉为肾之谷，具有健脾利水、消肿下气的功效。本方适用于营养不良性水肿和肾炎水肿的患者。

# 神经性皮炎

**妙方** 三皮液

〔材料〕黑豆皮、蚕豆皮、扁豆皮各 120 克。

〔做法〕将黑豆皮、蚕豆皮、扁豆皮洗净，放入锅中，加水

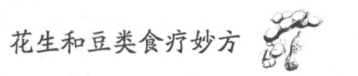

2 500毫升，用大火煮沸后，改小火煮30分钟，离火待温。

〔**大夫叮嘱**〕用软毛巾浸上述煎液后湿敷患处，每日2次。本方在使用时应当加用内服药物，这样效果更佳，疗效也更巩固。

# 产后痛风

**妙方** 黑豆寄生酒

〔**材料**〕黑豆250克，桑寄生200克，白酒1 500毫升。

〔**做法**〕将桑寄生研细，黑豆炒香，一同投入净器中，以白酒浸之，5日后即可去渣饮用。

〔**大夫叮嘱**〕不拘时候，每次温服20毫升，每日1次。本方可以解痉镇痛，不但适用于产后痛风，也适用于腰背疼痛、口噤等。

# 产后中风

**妙方** 僵蚕豆淋酒

〔**材料**〕黑豆、僵蚕各250克，白酒1 000毫升。

〔**做法**〕将黑豆炒焦，用白酒淋之，绞汁去渣，贮净瓶内，加入僵蚕，密封，浸泡5日后，过滤去渣即可。

〔**大夫叮嘱**〕每次温服50毫升，白天2次、夜间1次。本方有补虚祛风的功效。

# 白带过多

**妙方** 黑豆淡菜汤

〔**材料**〕黑豆200克，生姜2片，肉苁蓉20克，淡菜50克，盐少许。

〔做法〕将黑豆放入铁锅中，不用加油，炒至豆衣裂开，再洗干净备用。在煲内放生姜和水适量，用大火煮沸后再放入黑豆、肉苁蓉、淡菜，中火煲 3 小时左右，加入盐即可。

〔大夫叮嘱〕本方具有补肾阳、益精血的功效，适用于肾阳虚所致的白带过多。同时可预防肾虚腰痛和早衰。

# 更年期综合征

**妙方** 当归炖羊肉

〔材料〕羊肉 1 000 克，黑豆 100 克，当归 10 克，龙眼肉 5 克。

〔做法〕将黑豆洗净，放入锅中，加水适量，用大火煮软备用。羊肉洗净，切成薄片，放入锅中，加水适量，用大火煮沸，除去浮沫及肥油。将黑豆及羊肉连汤倒入炖盅内，加入当归和切碎的龙眼肉，隔水炖约 3 小时即可。

〔大夫叮嘱〕每日分 2 次服用，连服 7 日。更年期综合征患者应保持心情舒畅，减少精神负担，避免紧张、消极、焦虑情绪，维持神经系统的稳定。

# 先兆流产

**妙方** 黑豆糯米粥

〔材料〕黑豆 30 克，糯米 60 克。

〔做法〕将黑豆、糯米放入砂锅内，加水适量，用大火煮沸后，改小火煮成稀粥即可。

〔大夫叮嘱〕有过流产经历的患者更适合常服本方。

# 妊娠水肿

### 妙方一　鲤鱼枣黑豆汤

〔材料〕鲤鱼 1 条（约 500 克），大枣 10 枚，黑豆 20 克。

〔做法〕将鲤鱼去鳞、鳃和内脏；黑豆放锅中炒至豆衣裂开；大枣去核，洗净。将鲤鱼、黑豆、大枣放入炖盅里，加水适量，盖好，隔水炖 3 小时即成。

〔大夫叮嘱〕鲤鱼有补中益气、利水通乳的功效，黑豆有治脚气、水肿的功效，大枣也有治疗全身浮肿的功效。本方适用于妊娠手足水肿的患者。

### 妙方二　黑豆蒜汤

〔材料〕黑豆 100 克，大蒜、红糖各 30 克。

〔做法〕将炒锅置大火上，加水 1 000 毫升，煮沸后，倒入黑豆（洗净）、大蒜（切片）、红糖，用小火煮至黑豆熟即可。

〔大夫叮嘱〕本方适用于肾虚型妊娠水肿。一般在服用 5~7 日后见效。

# 缺　乳

### 妙方　豆麦炖猪肉

〔材料〕黑豆 100 克，猪瘦肉 150 克，浮小麦 15 克。

〔做法〕将上述材料放入锅中，加水 2 000 毫升，用大火煮沸后，改小火煮约 40 分钟即可。

〔大夫叮嘱〕本方适用于缺乳的产妇，可以长期服用。

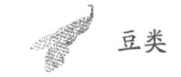 

# 月经不调

**妙方** **苏木豆饮**

〔材料〕黑豆 30 克，苏木 12 克，红糖适量。

〔做法〕将黑豆炒熟、研末，放入锅中，放入苏木，再加水适量，用大火煮沸后，改小火煮 30 分钟，最后加入红糖即可。

〔大夫叮嘱〕黑豆滋肾养阴，炒用可固涩止血；苏木活血祛瘀；红糖补中缓肝，活血化瘀。本方适用于肾虚型月经不调。

# 痛　经

**妙方一** **黑豆炖鸡蛋**

〔材料〕黑豆 60 克，鸡蛋 1 枚，白酒 35 毫升。

〔做法〕先将黑豆、鸡蛋洗净，放入锅中，加水适量，用小火煮至鸡蛋熟后取出去壳，再将去壳鸡蛋放入锅中，煮至黑豆烂熟即可。

〔大夫叮嘱〕服时加入白酒，食豆、蛋，喝汤。使用本方时，白酒一定要在黑豆煮好后加入，否则白酒易挥发而起不到应有的疗效。

**妙方二** **豆肉煲**

〔材料〕羊肉 1 000 克，黑豆 100 克，当归 10 克，龙眼肉少许，盐适量。

〔做法〕把羊肉、黑豆、当归、龙眼肉放入煲内，加水适量，

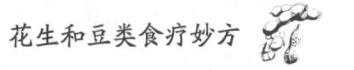

用大火煮沸后，改小火煲 3 小时，放入盐调味即可。

［大夫叮嘱］本方可以补肾壮阳、补益脾胃、补血活血，有助于改善痛经。

# 胃 炎

**妙方** 桂花豆枣粥

［材料］黑豆 30 克，龙眼肉 15 克，大枣 15 克，粳米 50 克，白糖、桂花糖各适量。

［做法］将黑豆用水泡发，大枣去核，粳米淘洗干净。黑豆放入锅中，加水适量，用大火煮沸后，改小火煮，黑豆八成熟时加入粳米及大枣，继续煮，直至黑豆烂熟、粥黏稠时，再加入龙眼肉，稍煮片刻，停火后闷 5 分钟左右，然后加入白糖、桂花糖，调匀即可。

［大夫叮嘱］本方具有补精养血、健脾和胃的功效，适用于脾胃虚弱引起的腹胀、吐酸、消化不良等。

# 肝 炎

**妙方** 麦冬豆炖肉汤

［材料］麦冬 12 克，黑豆、猪瘦肉各 50 克，猪胫骨 200 克，姜、葱、盐各 5 克。

［做法］把麦冬洗净，去心；黑豆去杂质，洗净，泡发；猪瘦肉洗净，切 4 厘米见方的块；姜切片，葱切段；猪胫骨捶破。把泡发的黑豆、麦冬、猪胫骨、猪瘦肉、盐、姜、葱放入炖锅中，

加水 600 毫升。用大火煮沸，除去肉汤浮沫，改小火炖煮 1 小时即可。

〔**大夫叮嘱**〕本方有活血、祛风、利水的功效，适用于慢性肝炎患者。

# 绿豆

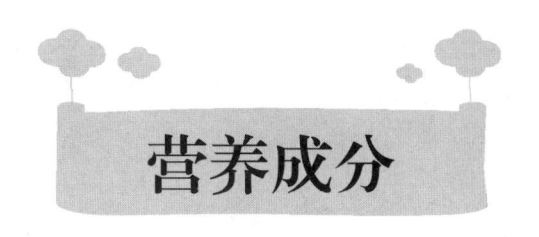

## 营养成分

　　绿豆的营养成分比较丰富，是经济价值和营养价值均较高的一种豆类。每 100 克绿豆含蛋白质 21.6 克、脂肪 0.8 克、碳水化合物 62 克、不溶性膳食纤维 6.4 克、钙 81 毫克、磷 337 毫克、铁 6.5 毫克、胡萝卜素 130 微克、维生素 $B_2$ 0.11 毫克、烟酸 2 毫克。绿豆高蛋白、低脂肪。绿豆蛋白质含量是小麦面的 2.3 倍，小米的 2.7 倍，玉米面的 3 倍，大米的 3.2 倍，甘薯面的 4.6 倍。绿豆适口性好，易消化，加工技术简便，是人们喜爱的多种饮食及酿酒等的加工原料，被誉为"绿色珍珠"。

　　绿豆的蛋白质所含氨基酸比较完全，特别是苯丙氨酸和赖氨酸的含量较高，其赖氨酸的含量是小米的 3 倍，所以绿豆和谷类共煮，氨基酸可以互相补充，提高其营养价值。

# 健康功效

　　绿豆味甘、性寒，入心、胃经，具有清热消暑、解毒的功效。用于暑热烦渴、痈肿疮毒，并解巴豆、附子等药食中毒。我国劳动人民很早就开始利用绿豆治疗一些常见疾病与多发疾病，民间也一直流传着很多绿豆治病的单方验方。在炎炎夏日，绿豆汤是老百姓最喜欢的消暑饮料。夏天在高温环境工作的人出汗多，水液损失很大，体内的水电解质平衡遭到破坏，用绿豆煮汤能够清暑益气、止渴利尿，不仅能补充水分，而且能及时补充无机盐，对维持水电解质平衡有着重要意义。夏季常喝绿豆汤，不仅能增加营养，防止中暑及热毒引起的各种疮疖脓肿，而且对肾炎、糖尿病、高血压、动脉硬化、胃肠炎、咽喉炎及视力减退等病均有一定益处。绿豆由于其营养丰富，用途广泛，被李时珍盛赞为"菜中佳品""济世良谷"。

　　绿豆经水浸泡发出嫩芽，称为绿豆芽，其色泽洁白如玉，堪称"蔬中佳品"。据说孔府中有两道名菜，名为"金钩挂银芽"和"油泼豆莛"。"金钩挂银芽"就是虾仁炒绿豆芽。当年乾隆皇帝对"油泼豆莛"的评价极高，认为其胜过山珍美味。其实，这道菜就是素炒绿豆芽稍作改进而成。绿豆发芽容易，烹调简便，且吃法甚多，可谓物美价廉。中医认为，其性凉、味甘，无毒，能清暑热、调五脏、通经脉、解诸毒、利尿除湿，可用于饮酒过度、湿热郁滞、食少体倦者。高血压和冠心病患者夏季可常食素炒绿豆芽。民间用绿豆芽同鲫鱼炖服以治乳汁不下。绿豆芽榨汁，加白糖代茶饮以治尿路感染、小便赤热、尿频等。

绿豆芽脱下的豆皮名为绿豆衣，有清热解毒、明目退翳之功。临床上用绿豆衣煎汤治疗痈肿、疖疮、烫伤等外伤感染。用干绿豆皮作枕芯，佐以干菊花为"絮"，有降压、明目之效。

由绿豆研磨成的绿豆粉是不少女性喜爱的天然美容之品。绿豆粉有消炎、祛热痱、止刺痒的作用，中药痱子粉中常含有绿豆粉。将绿豆粉加蛋清调匀敷面，有清洁毛孔的作用。

现代科学研究证实，绿豆有如下健康功效：

● 抗菌抑菌。通过抑菌试验证实，绿豆衣提取液对葡萄球菌有抑制作用。绿豆所含有的众多生物活性物质，如香豆素、生物碱、植物甾醇、皂苷等可以增加吞噬细胞的数量和吞噬功能，通过提高免疫功能而间接发挥抗菌作用。

● 辅助降低血压。绿豆中富含的钾元素能够有效地促进钠离子的排出，还可以软化人体的血管而达到降低血压、维持血压稳定的功效。另外绿豆还可以保护心脏，预防心脑血管疾病的发生，因此高血压人群可以适当地吃一些绿豆来达到辅助降低血压的目的。

● 辅助降低胆固醇。研究发现绿豆中含有的植物甾醇结构与胆固醇相似，可与胆固醇竞争酯化酶使之不能酯化，从而减少肠道对胆固醇的吸收，或在肝脏内阻止胆固醇的生物合成等，使血清胆固醇含量降低。绿豆淀粉中还含有相当数量的低聚糖，这些低聚糖因人体胃肠道没有相应的水解酶系统而很难被消化吸收，所以绿豆提供的能量值比其他谷物低，肥胖者和糖尿病患者也适宜多吃绿豆。

● 解毒。绿豆中含有丰富的蛋白质，生绿豆水浸磨成的生绿

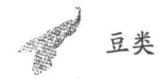 

豆浆蛋白质含量颇高，内服可以保护胃肠黏膜。绿豆蛋白、鞣质和黄酮类化合物可与有机磷农药、汞、砷、铅化合物结合形成沉淀物，使之减少或失去毒性且不易被胃肠道吸收。

● 护肝。现代医学认为，绿豆皮中富含维生素 E、胡萝卜素、黄酮类和多酚类物质等抗氧化成分，因此具有较强的抗氧化作用，对酒精性肝细胞损伤具有预防性保护作用，可以使肝脏细胞免遭自由基的破坏。绿豆中的天冬氨酸还能促进肝细胞的生长和增殖，有助于保护肝细胞。

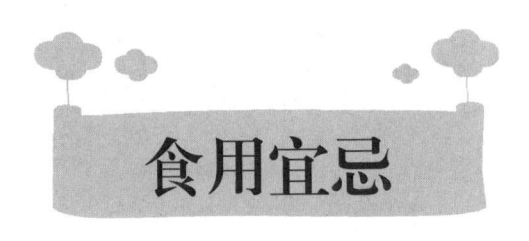

# 食用宜忌

用绿豆治病养生应持科学的态度，不能急于求成，而要遵循适量原则，尤其是对于某些特定疾病的患者，最好在医生指导下食用。在食用绿豆时，需要注意以下几点：

● 绿豆不宜煮太烂。绿豆清热解毒之力以绿豆皮为胜，所以绿豆不宜煮得过烂，以绿豆刚开花，带着皮吃最好，否则会降低清热解毒的功效。

● 特殊人群慎食。绿豆性凉，因此体质虚寒、常拉肚子及脾胃虚弱的人不宜多吃。服药特别是服温补药时不要吃绿豆食品，以免降低药效。

● 绿豆一定要煮熟。未煮熟的绿豆腥味强烈，食后易恶心、呕吐，所以食用绿豆一定要煮熟。

❧ 绿豆不宜过量食用。绿豆因含有多种不为人体消化的寡糖，会分解发酵大量气体，因此应控制绿豆的食用量，尤其胃肠容易胀气的人不宜吃太多。

❧ 不要用铁锅煮绿豆。因为绿豆中含有单宁，在高温条件下遇铁会形成黑色的单宁铁，产生特殊气味，这种物质对人体有害。

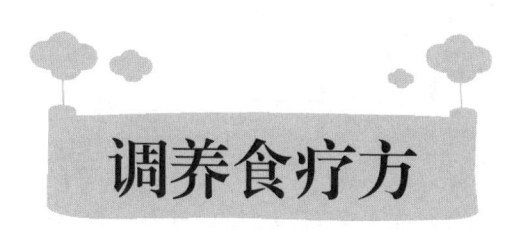

# 调养食疗方

# 感　冒

## 妙方一　白菜绿豆汤

〔材料〕大白菜根数个，绿豆30克，白糖适量。

〔做法〕先将绿豆洗净，放入锅中，加水适量，用中火煮至半熟；再将白菜根洗净，切成片，加入绿豆汤中，同煮至绿豆开花、菜根烂熟，饮时加入白糖调味即可。

〔大夫叮嘱〕此汤主要有清热解毒的功效，适用于小儿风热感冒，症见发热、头胀痛、咽喉红肿痛痒、鼻塞流黄涕、口渴等。

## 妙方二　二绿茶

〔材料〕绿豆 30 克，绿茶 9 克，白糖适量。

〔做法〕将绿豆与绿茶放入锅中，加水 300 毫升，用大火煮沸，改小火煮约 30 分钟后，去茶叶，加白糖调味即可。

〔大夫叮嘱〕本方适用于暑湿感冒的食疗，症见身热恶寒、头疼无汗、胸闷乏力或呕吐、腹泻等。

# 中　暑

## 妙方一　南瓜绿豆汤

〔材料〕绿豆 50 克，老南瓜 500 克，盐 3 克。

〔做法〕绿豆洗净，趁水未干时加入盐拌均匀，略腌 3 分钟后用水冲洗干净。老南瓜削去表皮，抠去瓜瓤，用水冲洗干净，切成约 2 厘米见方的块待用。锅内加水 500 毫升，置大火上煮沸后，先下绿豆煮 2 分钟，淋入少许凉水，再次煮沸，将老南瓜块下入锅内，盖上盖，用小火煮约 30 分钟，至绿豆开花即可。吃时可加盐调味。

〔大夫叮嘱〕绿豆能清暑、利尿、解毒。暑易伤津耗气，故配南瓜生津益气。本方适用于夏季伤暑心烦、身热、口渴、尿赤或兼见头昏、乏力等，可作夏季防暑膳食。

## 妙方二　绿豆金银花汤

〔材料〕绿豆 100 克，金银花 30 克。

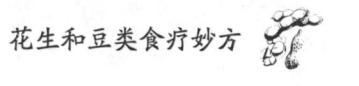

〔**做法**〕将绿豆洗净，放入锅中，加水适量，用大火煮沸，然后用小火煮至绿豆快熟时加入金银花，再煮 15 分钟即可。

〔**大夫叮嘱**〕本方有清热解毒、止渴消暑、利水的功效，可预防和治疗中暑、痱子等。

**妙方三** **绿豆瓜花汤**

〔**材料**〕绿豆 50 克，鲜丝瓜花 8 朵。

〔**做法**〕先将绿豆洗净，放入锅中，加水适量，用大火煮沸后，改小火煮至烂熟，加入丝瓜花，再煮片刻即可。

〔**大夫叮嘱**〕绿豆和丝瓜花均有清热解毒、止渴消暑的功效，夏天可常饮本方。

**妙方四** **绿薏鸭煲**

〔**材料**〕薏苡仁 30 克，绿豆 30 克，陈皮 2 片，老鸭 1 只，盐适量。

〔**做法**〕老鸭去内脏，切半，切掉鸭尾，洗净，汆烫；陈皮用水浸软，刮去部分内侧白膜；其他材料洗净。煲内加水适量，用大火煮沸，然后将各种材料放入煲内，用大火煮 20 分钟，再改用小火熬煮 2 小时，下盐调味后即可饮用。

〔**大夫叮嘱**〕本方有消暑清热、健脾益胃的功效，适用于中暑的预防，夏日可常服本方。

**妙方五** **绿甘汤**

〔**材料**〕绿豆 100 克，生甘草 10 克。

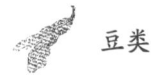 

［做法］将上述材料洗净，放入锅中，加水适量，用大火煮沸后，改用小火煮熟即可。

［大夫叮嘱］本方有清暑、利湿、解毒的功效，适用于暑热烦渴、泄痢、丹毒、痈肿、药物中毒，以及咽喉肿痛、消化性溃疡等。

### 妙方六 百合绿豆汤

［材料］鲜百合100克，绿豆250克，冰糖适量。

［做法］将绿豆洗净，百合掰开去皮，同放入砂锅内，加水适量，用大火煮沸后，改用小火煲至绿豆开花、百合烂熟时，加入冰糖即可食用。

［大夫叮嘱］本方有清热解暑的功效，适用于暑热心烦、口干、出汗者。

# 腮腺炎

### 妙方 绿豆白菜汤

［材料］绿豆100克，白菜心2个。

［做法］先将绿豆洗净，放入锅中，加水适量，用大火煮沸后，改小火煮熟，加入白菜心后，再煮15分钟。

［大夫叮嘱］本方适用于腮腺炎初期的食疗。绿豆不宜煮得过烂，否则其中的多酚类物质会被破坏，降低清热解毒的功效。

# 水 痘

### 妙方 甘草豆汤

〔材料〕绿豆、赤小豆、黑豆各 10 克，生甘草 3 克。

〔做法〕把绿豆、赤小豆、黑豆洗净，加水浸泡 1 小时后与生甘草一同放入锅内，加水适量，用大火煮沸后，改用小火煮至熟透即可。

〔大夫叮嘱〕每日 1 次，连服 7 日。本方适用于水痘的辅助治疗。绿豆性凉，脾胃虚弱的人不宜多食。

# 牙 痛

### 妙方一 绿豆鸡蛋汤

〔材料〕绿豆 100 克，鸡蛋 1 枚，冰糖适量。

〔做法〕将绿豆洗净，放入锅里，加水适量，用大火煮沸后，改小火煮至汤色变绿。鸡蛋在碗中打散，取滚烫的绿豆汤，冲入蛋液内，加冰糖搅匀即可。

〔大夫叮嘱〕稍凉后 1 次服完，连服 2~3 日。本方具有清热解毒、消暑利尿之功效，适用于风热牙痛。

### 妙方二 绿豆海带粥

〔材料〕绿豆、海带各 25 克，大米 100 克，陈皮 1 块，冰糖适量。

〔做法〕海带浸透后洗净切丝，大米、绿豆洗净，陈皮加水浸透后刮洗干净。锅内加水适量，用大火煮沸，放入绿豆、大米、海带、陈皮同煮成粥，加入冰糖，搅拌至溶解即可。

〔**大夫叮嘱**〕稍凉后 1 次服完，连服 2~3 日。本方具有清热的功效，适用于风热牙痛。

# 鹅口疮

**妙方** **绿豆草仁汤**

〔**材料**〕绿豆、薏苡仁各 60 克，甘草 6 克。

〔**做法**〕把薏苡仁、绿豆加水浸泡 1 小时，然后与甘草一同放入锅内，加水适量，用大火煮沸后，改用小火煮至熟透即可。

〔**大夫叮嘱**〕本方有解热毒、治疮肿的功效，适用于小儿鹅口疮的治疗。

# 麻　疹

**妙方** **豆腐绿豆汤**

〔**材料**〕绿豆、豆腐各 30 克，冰糖适量。

〔**做法**〕将绿豆淘洗干净，放入锅中，加水适量，浸泡 1 小时后用大火煮沸，改小火煮烂，加入豆腐，再煮 20 分钟，最后调入冰糖即可。

〔**大夫叮嘱**〕佐餐食用，每次 1 碗，每日 1 次。本方有清热解毒的功效，适用于麻疹及风疹的预防。

# 大叶性肺炎

**妙方** **鱼石绿豆粳米粥**

〔**材料**〕鱼腥草、石膏各 60 克，绿豆 50 克，粳米 100 克，

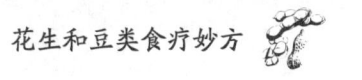

冰糖适量。

[做法] 将鱼腥草去老叶、须根，洗净，切成短节，绿豆、粳米淘净备用。石膏打碎，置砂锅内，加水适量，煎 15 分钟后滤去渣。再将粳米、绿豆放入锅内，加入澄清的石膏药汁，大火煮沸后加入鱼腥草、冰糖，以小火熬至粥熟即可。

[大夫叮嘱] 佐餐食用，每次 1 碗，每日 1 次。本方有清热泻火、解毒消肿的功效，适用于大叶性肺炎的食疗。

# 咳　嗽

### 妙方一　绿豆大米粥

[材料] 绿豆 100 克，大米 250 克，陈皮 10 克，冰糖 100 克。

[做法] 将陈皮洗净，放入锅中，加水适量，用大火煮沸后，改小火煮约 30 分钟取汁。将绿豆、大米分别洗净，先将绿豆放入陈皮汁中煮 10 分钟，再放入大米同煮，不断搅拌，待绿豆开花、大米烂熟时，加冰糖稍煮即可。

[大夫叮嘱] 本方有健脾理气、清热解毒的功效，适用于脾虚痰多、咳嗽、胸脘痞满、痈疽、热痢、小便不利等症。阴虚燥咳者不宜食用。

### 妙方二　绿豆百合饮

[材料] 绿豆 100 克，百合 50 克，白糖适量。

[做法] 将绿豆、百合放入锅中，加水适量，用大火煮沸后，改小火煮熟，加入白糖调味即可。

[大夫叮嘱] 晾凉服用。本方有养阴润肺止咳的功效。

# 腹 胀

**妙方** **绿豆草莓糯米粥**

〔**材料**〕糯米 250 克，绿豆 100 克，草莓 250 克，白糖适量。

〔**做法**〕绿豆去杂质，淘洗干净，用水浸泡 4 小时。草莓洗干净备用。糯米淘洗干净，与绿豆一并放入锅内，加水适量，用大火煮沸后，转小火煮至米粒开花、绿豆烂熟，加入草莓、白糖，搅匀，稍煮一会儿即可。

〔**大夫叮嘱**〕本方营养价值丰富，具有润肺生津、清热解毒、健脾止泻的功效，适用于因消化不良引起的腹胀的食疗。

# 胆囊炎

**妙方** **苦胆绿豆丸**

〔**材料**〕绿豆 250 克，猪苦胆 10 个（连同胆汁），甘草 50 克。

〔**做法**〕将绿豆分别装于猪苦胆中，用线缝紧，洗净猪苦胆外污物，放入锅内蒸约 2 小时，取出捣烂，再用甘草煎汁混合为丸（每丸约 10 克），烤干备用。

〔**大夫叮嘱**〕每日早、中、晚各服 1 丸，10 日为 1 个疗程。本方有清热利胆的功效，故对胆囊炎有较好疗效。

# 膀胱癌

**妙方** **豆仁糊**

〔**材料**〕绿豆、赤小豆各 50 克，薏苡仁 30 克，红糖 20 克。

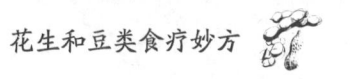

〔做法〕先将赤小豆、绿豆、薏苡仁分别拣杂、洗净，一同放入砂锅，加水浸泡 1 小时，再用大火煮沸，改小火煨煮至绿豆、赤小豆、薏苡仁烂熟，呈花絮稠糊状，调入红糖，待其完全溶解，拌匀即可。

〔大夫叮嘱〕本方适用于膀胱癌病程中出现湿热下注证者，症见尿血紫暗、伴血块夹杂而下或尿中腐肉、恶臭难闻、排尿困难等。坚持服食可改善临床症状。

# 小便不利

**妙方** 绿豆冬瓜汤

〔材料〕绿豆 150 克，冬瓜 500 克，葱 15 克，生姜 5 克，盐少许，鲜汤 500 毫升。

〔做法〕汤锅洗净置大火上，添入鲜汤煮沸，撇去浮沫。生姜洗净拍破，放入锅内，葱和绿豆洗净入锅。待绿豆熟后，将冬瓜去皮、去瓤，洗净切块，投入汤锅内，用大火煮沸后改小火煮至熟而不烂时撒入盐，起锅即可。

〔大夫叮嘱〕本方适用于小便不利、口干舌燥及中暑的食疗。以当年新绿豆为好，因陈年绿豆品质降低，效果变差。

# 阴囊湿疹

**妙方** 绿豆鸡蛋糊

〔材料〕绿豆 50 克，鸡蛋 1 枚。

〔做法〕将绿豆研细末，用鸡蛋清调成糊状。

〔大夫叮嘱〕外敷患部。阴囊湿疹系由肝经湿热所致。本方

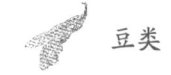 

有清热祛湿的功效。

# 肛　裂

**妙方** **赤小豆绿豆粥**

〔材料〕赤小豆、绿豆各 20 克，白糖适量。

〔做法〕赤小豆、绿豆分别洗净，置于锅中，加水适量，用大火煮沸 5 分钟，改用小火煮 20 分钟，加白糖调味即可。

〔大夫叮嘱〕待温时服用。本方具有清热解毒、利湿的功效，适用于陈旧性肛裂。

# 疥　癣

**妙方一** **绿豆苦瓜煲**

〔材料〕绿豆 150 克，新鲜苦瓜 600 克，盐少许。

〔做法〕新鲜苦瓜切开、去籽，用水洗干净，切成大块。绿豆用水浸透，洗干净，沥干水。瓦煲内加水适量，先用大火煲至水沸，然后放入苦瓜和绿豆，待水再沸，改用中火继续煲至绿豆烂熟，以少许盐调味即可。

〔大夫叮嘱〕本方有清热解毒、利尿消暑的功效，对疥癣有较好的疗效。

**妙方二** **牛参豆荷汤**

〔材料〕绿豆 20 克，牛蒡子、苦参各 10 克，鲜荷叶 15 克。

〔做法〕将上述材料洗净，放入锅内，加水适量，用大火煮沸后，改小火煮至绿豆开花即可。

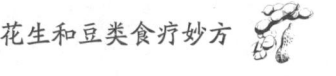

〔**大夫叮嘱**〕内服、外洗两用。本方有清热解毒之效，可治疗疥癣及小儿痱子等。

# 皮肤瘙痒

**妙方** **绿豆大枣汤**

〔**材料**〕绿豆100克，大枣20枚，猪油1汤匙，冰糖适量。

〔**做法**〕将上述材料放入锅中，加水适量，用大火煮沸后，改小火煮至绿豆开花即可。

〔**大夫叮嘱**〕一般服本方3日即可减轻瘙痒感，10日左右可愈。

# 湿 疹

**妙方一** **绿豆枣膏**

〔**材料**〕绿豆30克，大枣30克，凡士林少许。

〔**做法**〕将绿豆与大枣烘干，共研为细末，混匀，用凡士林调成药膏即可。

〔**大夫叮嘱**〕外涂患处，每日2~6次。本方有燥湿止痒、排脓生肌的功效。

**妙方二** **绿豆百合薏仁粥**

〔**材料**〕薏苡仁50克，绿豆25克，鲜百合100克，白糖、盐各适量。

〔**做法**〕鲜百合掰成瓣，撕去内膜，用盐稍渍一遍，洗净，以去除苦味。绿豆、薏苡仁放入锅中，加水适量，煮至五成熟后，

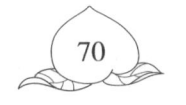

加入鲜百合，再用小火焖至粥熟，加白糖适量调味即可。

〔**大夫叮嘱**〕本方有清热解毒、除烦止渴的功效，适用于湿疹、风疹、痤疮。脾胃虚寒者慎用。

# 疔　疮

**妙方** 紫英绿豆汤

〔**材料**〕绿豆60克，蒲公英30克，紫花地丁30克。

〔**做法**〕将蒲公英、紫花地丁洗净、切碎、放入砂锅，加水适量，用大火煮沸后，改小火煮约30分钟，去渣取汁（约1大碗），再放锅中与绿豆同炖成汤即可。

〔**大夫叮嘱**〕本方具有清热解毒、凉血消肿的功效，适用于疔疮的食疗，尤其适用于初起未溃时。

# 酒渣鼻

**妙方** 绿豆荷叶汤

〔**材料**〕绿豆30克，干荷叶、枇杷叶各9克，生石膏15克，白糖适量。

〔**做法**〕将干荷叶、枇杷叶、生石膏放入锅中，加水3碗，用大火煮沸后，改小火煎成2碗，去渣，加绿豆，煮熟后加白糖即可。

〔**大夫叮嘱**〕每日1剂，每次300~400毫升。本方适用于酒渣鼻（玫瑰痤疮）早期，配合外用药治疗，效果更好。

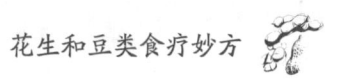

# 粉　刺

### 妙方　猪肉绿豆海带煲

〔材料〕绿豆 100 克，海带 30 克，生地黄 18 克，陈皮 3 克，猪瘦肉 100 克，盐少许。

〔做法〕将海带洗净、泡发、切丝，猪瘦肉、陈皮洗净切丝，与生地黄、绿豆同置砂锅内，加水适量，用小火煲 2 小时，加少许盐即可。

〔大夫叮嘱〕本方具有清热解毒、凉血养阴之功效，常服可治疗粉刺反复发作。

# 高血压

### 妙方一　红绿豆粥

〔材料〕绿豆、红豆各 50 克，粳米 100 克。

〔做法〕将红豆、绿豆、粳米洗净，同放入锅中，加水适量，用大火煮沸后，改小火煮成粥即可。

〔大夫叮嘱〕本品具有利尿降压的功效，适用于高血压病、动脉硬化、肥胖症等。

### 妙方二　绿豆海蜇汤

〔材料〕绿豆、海蜇各 50 克。

〔做法〕将绿豆、海蜇放入锅中，加水适量，用大火煮沸后，改小火煮熟即可。

〔大夫叮嘱〕本方具有平肝潜阳的功效，适用于高血压的食

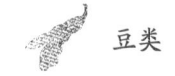 

疗，亦可解暑、止咳喘。

### 妙方三 绿豆苦胆粉

〔材料〕绿豆 50 克，新鲜猪苦胆 2 个。

〔做法〕将绿豆分别装入 2 个猪苦胆中（每个装 25 克），焙干（用瓦片在火上焙干或微波炉烤干均可），研成细粉。

〔大夫叮嘱〕早晚温开水冲服，每次 10 克。3 日为 1 个疗程，一般 2~3 个疗程即可。本方适用于高血压引起的头痛。如由高血压引起昏迷的患者，可加石菖蒲 15 克，葛根 25 克，天麻 15 克，郁金 12 克，白芍 20 克，水煎服，每日 2 次。较重者每日加服安宫牛黄丸 1 丸。

# 烫　伤

### 妙方 绿豆冰酒糊

〔材料〕绿豆 10 克，冰片 9 克，白酒适量。

〔做法〕将绿豆研磨成细粉，加入白酒调成糊状，半小时后再加入冰片，调匀即可。

〔大夫叮嘱〕外用，涂在患处，每日 2 次。本方具有清热生肌的功效，适用于烫伤未溃破者。

# 中　毒

### 妙方一 绿豆甘草饮

〔材料〕绿豆 120 克，甘草 15 克。

〔做法〕将绿豆、甘草洗净，放入锅中，加水适量，用大火

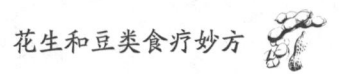

煮沸后，改小火煮熟即可。

〔**大夫叮嘱**〕分早、晚 2 次服用。本方适用于铅中毒的辅助治疗，每次配合维生素 C 100 毫克内服，效果更好。

### 妙方二　绿豆粉

〔**材料**〕绿豆粉 50 克。

〔**做法**〕将绿豆粉用沸水冲服即可。

〔**大夫叮嘱**〕本方适用于煤气中毒的辅助治疗。注意应及时把患者放在通风的地方。

### 妙方三　绿豆黄连汤

〔**材料**〕绿豆 30 克，甘草 10 克，黄连 3 克。

〔**做法**〕将上述材料洗净，放入锅中，加水适量，用大火煮沸后，改小火煮熟即可。

〔**大夫叮嘱**〕本方适用于斑蝥中毒的辅助治疗。发热及口腔溃疡症状较重者可加金银花、连翘、紫花地丁各适量。

### 妙方四　绿豆防风汤

〔**材料**〕绿豆 60 克，甘草 12 克，防风 15 克。

〔**做法**〕将上述材料洗净，放入锅中，加水适量，用大火煮沸后，改小火煮熟即可。

〔**大夫叮嘱**〕本方适用于食物中毒所致的急性胃炎的辅助治疗。症状严重者应及时前往医院诊治。

### 妙方五　绿豆鸭肉汤

〔**材料**〕绿豆 90 克，生甘草 20 克，白鸭肉 100 克，盐 5 克。

〔做法〕把生甘草润透、洗净、切片。绿豆洗净。白鸭肉洗净，切成4厘米见方的块。把白鸭肉、生甘草、绿豆放入炖锅内，加水500毫升，用大火煮沸，再用小火炖煮50分钟，加入盐调味即可。

〔大夫叮嘱〕本方具有清热解毒、平肝利水的功效，适用于中毒性肝炎的辅助治疗。

# 肥胖症

**妙方** 绿豆海带粥

〔材料〕绿豆、海带丝、粳米各100克。

〔做法〕将绿豆洗净，放入锅中，加水适量，用大火煮沸，改小火煮至八成熟时，放入粳米煮熟，最后加入海带丝稍煮一会儿即可。

〔大夫叮嘱〕每日1剂，可分2次吃完。本方有减肥的功效。

# 弱 视

**妙方** 绿豆猪肝粥

〔材料〕绿豆60克，新鲜猪肝、大米各100克，盐、味精各适量。

〔做法〕先将绿豆、大米洗净，放入锅中，加水适量，用大火煮沸后，改用小火慢煮，煮至八成熟之后，再将切成片状或条状的猪肝放入锅中同煮，熟后加盐、味精调味即可。

〔大夫叮嘱〕本方具有补肝养血、清热明目、美容润肤的功效，有助于改善视力减退、视物模糊等症状。

# 赤小豆

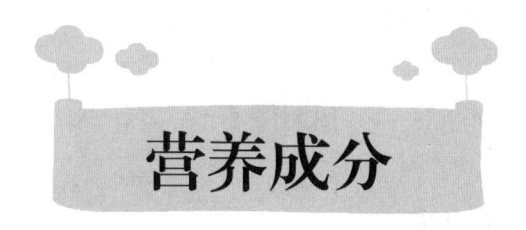

## 营养成分

　　赤小豆富含蛋白质、脂肪、碳水化合物、粗纤维和钙、磷、铁、铜等矿物质以及多种 B 族维生素等营养成分。每 100 克赤小豆中含有水分 12.6 克、脂肪 0.6 克、碳水化合物 63.4 克、蛋白质 20.2 克、不溶性膳食纤维 7.7 克、灰分 3.2 克、钙 74 毫克、磷 305 毫克、铁 7.4 毫克、维生素 $B_1$ 0.16 毫克、维生素 $B_2$ 0.11 毫克、烟酸 2.0 毫克。其中维生素 B 含量超过许多其他豆类。矿物质中，以钾的含量较多，因此赤小豆有很好的利尿消肿作用。另外，赤小豆内含有一种皂苷，可以促进消化吸收的功能。其纤维素含量也相当丰富，能有效刺激胃肠蠕动，有预防便秘、促使排便顺畅的功效。

# 健康功效

赤小豆性平，味甘、酸，有利水消肿、解毒排脓的功效。《食疗本草》云："和鲤鱼烂煮食之，甚治脚气及大腹水肿。"可以用于水肿、脚气、黄疸、痢疾、淋病、泄泻、腹胀、消渴、便血、乳汁不通、关节疼痛、风湿热痹、痈肿疮毒、肠痈腹痛等。《医学入门·本草》中也写道："催难产，下乳汁及产后心闷烦满不食。乃行水通气健脾之剂。"

现代科学研究证实，赤小豆有如下健康功效：

🌰 利水消肿。食用赤小豆有助于加速水液代谢，使多余的水分通过尿液排出，从而达到消除水肿的目的。在临床上可以用于缓解水肿胀满、淋病、黄疸尿赤等症状。

🌰 润肠通便。赤小豆含有丰富的膳食纤维，可以促进胃肠道蠕动，有利于食物的消化与吸收，从而有效预防和缓解便秘。

🌰 辅助降血压。赤小豆中含有丰富的钾元素，钾元素可以促进体内钠元素的排出，有助于维持体内的水电解质平衡，进而达到辅助降血压的效果。

🌰 辅助降血脂。赤小豆含有丰富的卵磷脂和亚油酸等成分，能够较好地分解脂肪，降低血液中的胆固醇、甘油三酯以及低密

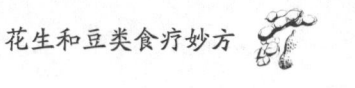

度脂蛋白的含量，因此适量食用赤小豆对于改善血脂状况有一定的帮助。

# 食用宜忌

用赤小豆治病养生应持科学的态度，不能急于求成，而要遵循适量原则，尤其是对于某些特定疾病的患者，最好在医生指导下食用。《食性本草》云："赤小豆坚筋骨，抽肌肉，久食瘦人。"《本草新编》："赤小豆，可暂用以利水，而不可久用以渗湿。湿证多属气虚，气虚利水，转利转虚而湿愈不能去矣，况赤小豆专利下身之水而不能利上身之湿。盖下身之湿真湿也，用之而有效；上身之湿，虚湿也，用之而益甚，不可不辨。"《随息居饮食谱》："赤小豆，蛇咬者百日内忌之。"故食用赤小豆的注意事项有以下几方面：

🌰 充分煮熟。赤小豆中含有一种叫作荚果毒素的有毒物质，如果没有充分煮熟，可能会对人体造成伤害。因此，在食用前务必确保赤小豆已经熟透。

🌰 适量食用。赤小豆富含蛋白质和纤维素，过量食用可能会增加胃肠负担，导致消化不良、腹痛、腹泻等症状。

🌰 特定人群慎食。体质虚寒、脾胃虚弱、身体消瘦、肾功能

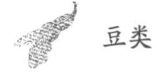 

衰竭的人群应慎食赤小豆，因其性平，补益之力不足，久食则使正气更为耗伤，体质更虚。并可能导致体内津液流失过多，引起体内水电解质紊乱。

● 避免与特定药物同食。赤小豆中含有的一些成分可能会影响某些药物的吸收和代谢。因此，在服用药物期间，尤其是补益作用的中药，应避免食用赤小豆，以免影响药效。

● 蛇咬伤者忌食百日。被蛇咬伤者在一百天之内最好不要食用赤小豆，因其可能加重伤口渗血、渗液症状，不利于病情恢复。

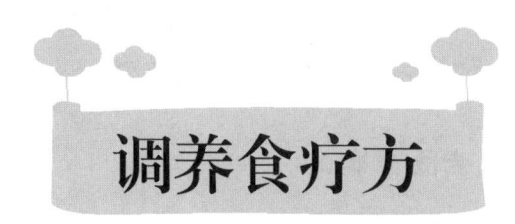

# 水　痘

**妙方** 赤豆马齿苋浆

〔材料〕赤小豆 25 克，鲜马齿苋 30 克。

〔做法〕将赤小豆洗净，用温开水泡软，鲜马齿苋捣烂、榨取原汁，与赤小豆共捣成浆，冲入沸水适量，加盖焖 15 分钟，晾凉即可。

〔大夫叮嘱〕每日 1 次，连服 3~5 日。本方有疏风清热、解

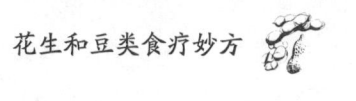

毒除湿的功效。

# 红斑狼疮

### 妙方一 莲枣赤豆薏仁汤

〔材料〕薏苡仁 30 克，赤小豆 20 克，莲子 15 克，大枣 5~8 枚，白糖适量。

〔做法〕将上述材料洗净，放入锅中，加水适量，用大火煮沸后，改小火煮至烂熟即可。

〔大夫叮嘱〕本方有清热祛湿、活血的功效，适用于红斑狼疮的热盛阶段，对消除面部红斑有一定效果。

### 妙方二 冬花赤豆薏仁汤

〔材料〕生薏苡仁 60 克，赤小豆 20 克，冬瓜 20 克（去皮），鲜金银花 10 克，冰糖少许。

〔做法〕先将生薏苡仁、赤小豆洗净，放入锅中，加水适量，用大火煮沸后，改小火煮至半熟时加入冬瓜，煮熟后放入鲜金银花和冰糖即可。

〔大夫叮嘱〕本方有清热祛湿、健脾消肿、凉血除斑的功效，适用于红斑狼疮皮肤病变者。红斑狼疮患者可经常服用本方。

# 冠心病

### 妙方一 桃仁赤豆汤

〔材料〕赤小豆 20 克，桃仁 12 克，牡丹皮 12 克，黑木耳 10 克。

〔做法〕将上述材料洗净，放入锅中，加水适量，用大火煮沸后，改小火煮熟即可。

〔大夫叮嘱〕每日 1~2 次，10 日为 1 个疗程。本方有散瘀血、止痛的功效，适用于冠心病、高血压。久服可强身益寿。

**妙方二** **赤豆灵芝汤**

〔材料〕赤小豆 60 克，灵芝 6 克，新鲜葛粉 300~350 克，猪肠 150~200 克。

〔做法〕将上述材料用纱布袋装起来，放入锅中，加水适量，用大火煮沸后，改小火煮熟即可。

〔大夫叮嘱〕每日 1 次，连服 7 日。本方有补气养心、祛湿和胃的功效，亦可治疗烦躁口渴、肩背疼痛、皮肤湿毒、水肿等。

# 腹 胀

**妙方** **赤豆山药汤**

〔材料〕赤小豆 250 克，山药 150 克，白糖 15 克。

〔做法〕将山药切块备用。赤小豆洗净，用水浸泡。将泡好的赤小豆放入锅中，加水适量，煮到九成熟时再将山药放入，待山药熟后调入白糖，煮沸待温即可。

〔大夫叮嘱〕本方有清热利湿的功效，适用于脾虚腹胀、腹泻、纳呆等。

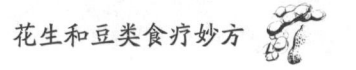

# 肝硬化腹水

### 妙方一  冬瓜鲤鱼豆汤

〔材料〕鲤鱼1条（200~250克），冬瓜（带皮）250克，赤小豆50克，盐少量。

〔做法〕鲤鱼去鳞、鳃及内脏，洗净，与冬瓜、赤小豆一起放入锅中，加水适量，用大火煮沸后，改小火煮至赤小豆软烂，加少量盐调味即可。

〔大夫叮嘱〕本方具有利水消肿的功效。脾胃虚弱者不要长期食用。

### 妙方二  鸭肉赤豆粥

〔材料〕赤小豆50克，大米100克，鸭肉50克，姜、葱、盐各5克，大蒜10克。

〔做法〕把赤小豆洗净，浸泡2小时。鸭肉洗净，切成肉粒。姜、葱、大蒜剁成粒。大米淘洗干净，放入锅内，加入赤小豆、清水600毫升，用大火煮沸后，再加入鸭肉、姜、葱、大蒜、盐同煮，改小火继续煮45分钟即可。

〔大夫叮嘱〕本方具有清热解毒、利水消肿的功效。脾胃虚弱者不要长期食用。

# 慢性胃炎

### 妙方  赤鲤玉菇汤

〔材料〕赤小豆250克，鲤鱼1 000克，玉兰片、香菇各25克，油、葱、姜、料酒、白糖各适量。

〔做法〕将鲤鱼去鳞、鳃及内脏，洗净，切横刀备用。香菇切片备用。玉兰片提前泡发好。把赤小豆洗净，放入锅中，加水适量，用大火煮沸后，改小火煮至八成熟待用。锅中放入适量的油，烧至七成热后放入鱼，煎炸成两边焦黄色时起锅待用，再将洗干净的锅烧热，倒入油，然后放入葱、姜、料酒、白糖、玉兰片、香菇片，翻炒片刻后加水适量，水沸后煮 5 分钟，放入炸好的鱼，再煮 10 分钟后，放入八成熟的赤小豆，小火再炖 5 分钟即可。

〔大夫叮嘱〕本方有清热解毒、健脾开胃、利水消肿的功效，适用于慢性胃炎的食疗，亦可用于水肿、脚气。

# 痔　疮

### 妙方一　赤豆当归汤

〔材料〕赤小豆 50 克，当归 12 克。

〔做法〕当归用水泡 30 分钟，然后放入锅中。赤小豆洗净，放入锅中，加水适量，用大火煮沸，改小火煮熟即可。

〔大夫叮嘱〕本方有利水除湿、和血排脓、消肿解毒的功效，适用于痔疮出血的辅助治疗。

### 妙方二　赤豆大米粥

〔材料〕赤小豆、大米各 50 克。

〔做法〕将赤小豆、大米洗干净，放入锅中，加水适量，用大火煮沸后，改小火煮熟即可。

〔大夫叮嘱〕本方有益气解毒的功效，适用于痔疮肛周瘙痒的食疗。

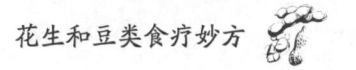

# 水　肿

**妙方一**　**赤豆炖鲤鱼**

〔材料〕赤小豆90克，鲤鱼1条，米醋、油各适量。

〔做法〕将鲤鱼去鳞、内脏和鳃，洗净，与赤小豆一起放砂锅内，加水、米醋各半，以淹没食材为宜。略加油，用大火煮沸后，改小火煮1小时即可。

〔大夫叮嘱〕本方是久负盛名的民间去肿验方，对水肿疗效较好。

**妙方二**　**山楂赤豆粥**

〔材料〕赤小豆60克，山楂、红糖各30克，粳米50克。

〔做法〕先把赤小豆洗净、浸泡半日后，与山楂、粳米、红糖同放入锅中，加水适量，用大火煮沸后，改小火煮成粥即可。

〔大夫叮嘱〕本方适用于水肿、肥胖症、高血压、高脂血症等。脾胃虚弱、经常便溏的中老年人不宜服用。

**妙方三**　**赤豆粳米粥**

〔材料〕赤小豆、粳米各50克。

〔做法〕将赤小豆用温水浸泡2~3小时，然后放入锅中，加水适量，先用大火煮沸后，改小火煮至赤小豆将烂时，放入粳米（淘净），共煮为稀粥即可。

〔大夫叮嘱〕本方具有利水消肿的功效，适用于手足浮肿、老年肥胖症、小便不利以及便溏等。

**妙方四** **山药豆糊**

〔材料〕赤小豆、山药、茯苓、薏苡仁、泽泻、扁豆、粳米各 100 克，白糖少许。

〔做法〕将除白糖外的所有材料同捣成细粉，放入锅中，小火加热，不断翻炒，炒至粉末呈黄色且发出香味时，取出放凉即可。

〔大夫叮嘱〕每日 1 次，每次 10 克。食用时用热开水冲调成糊状，加少许白糖调味。本方具有补气健脾、渗湿止泻的功效，适用于脾虚水肿、腹痛腹泻、肠鸣腹胀者。

**妙方五** **赤绿猪骨汤**

〔材料〕绿豆、赤小豆各 30 克，猪骨 500 克，油、盐各少许。

〔做法〕将绿豆、赤小豆洗净，猪骨洗净斩块，一同放入锅中，加水适量，用大火煮沸后，改小火煮 2 小时左右，加油、盐调味即可。

〔大夫叮嘱〕本方有清热解毒、利尿消肿的功效。脾胃虚弱者不宜长期食用。

# 妊娠水肿

**妙方** **赤豆麦片粥**

〔材料〕赤小豆、麦片各 30 克，饴糖 1 汤匙。

〔做法〕将赤小豆洗净，与麦片一起放入锅中，加水适量，用大火煮沸后，改小火煮成粥，加饴糖即可。

〔大夫叮嘱〕本方有利水除湿的功效。如果妊娠水肿症状持续加重，应及时就医，以避免可能的并发症。

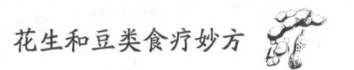

# 贫 血

**妙方** **赤枣山米粥**

〔材料〕赤小豆、小米各 50 克，大枣 5 枚，山药 60 克，盐适量。

〔做法〕将赤小豆、小米、大枣、山药洗净，放入锅中，加水适量，用大火煮沸后，改小火煮成粥，加盐调味即可。

〔大夫叮嘱〕本方有健脾利水、和胃养血的功效。贫血患者可长期食用。

# 黑 斑

**妙方** **百合豆粥**

〔材料〕赤小豆、绿豆、百合各 25 克，盐或糖适量。

〔做法〕将赤小豆、绿豆、百合洗净，用水浸泡半小时后放入锅中，加水适量，用大火煮沸后，改小火煮至豆熟。依个人口味，加盐或糖调味即可。

〔大夫叮嘱〕本方不仅可用于保养和美容，更可在炎热的季节消暑解渴，一举两得。

# 黑眼圈

**妙方** **赤豆丹参饮**

〔材料〕赤小豆 30 克，丹参 12 克，红糖适量。

〔做法〕将赤小豆洗净，与丹参一起放入锅中，加水适量，用大火煮沸后，改小火煮熟取汁，加入红糖调味即可。

〔**大夫叮嘱**〕吃豆喝汤。本方适用于因疲劳导致的黑眼圈的辅助治疗，同时针对因视物疲劳所致的眼部干涩也有较好疗效。需坚持一段时间方可见效。

# 蚕豆

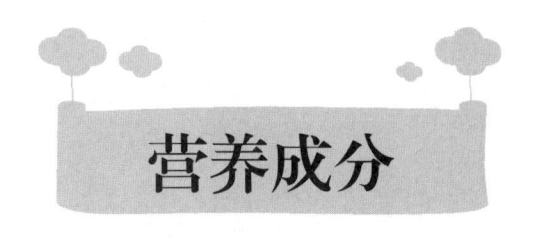

## 营养成分

　　蚕豆是营养价值和经济价值均较高的一种豆类。其籽粒富含碳水化合物、矿物质和维生素等，具有较全面而均衡的营养。干蚕豆蛋白质含量平均达 21.6%，而且氨基酸种类齐全，尤其是赖氨酸含量丰富。蚕豆的维生素含量超过大米和小麦。蚕豆所含脂肪 1%，其中有 88.6% 的不饱和脂肪酸，包括 45.8% 的油酸、30% 的亚油酸和 12.8% 的亚麻酸。

　　现代营养学测定：每 100 克干蚕豆含钙 31 毫克、磷 418 毫克、铁 8.2 毫克、维生素 $B_1$ 0.09 毫克、维生素 $B_2$ 0.13 毫克、烟酸 1.9 毫克。每 100 克鲜蚕豆含蛋白质 8.8 克、脂肪 0.4 克、碳水化合物 19.5 克、不溶性膳食纤维 3.1 克、灰分 1.1 克、钙 16 毫克、磷 200 毫克、铁 3.5 毫克、胡萝卜素 310 微克、维生素 $B_1$ 0.37 毫克、维生素 $B_2$ 0.1 毫克、烟酸 1.5 毫克、维生素 C 16 毫克。因此蚕豆是一种非常理想的蔬菜，常被作为筵席佳肴。

# 健康功效

　　蚕豆不仅是人们喜食的一种家常蔬菜，还是重要的药材。其茎、叶、花、荚壳和种皮等均可入药。蚕豆味甘、性平，入脾、胃经。具有补中益气、健脾利湿、止血降压、涩精止带的功效。主治中气不足、倦怠少食、高血压、咯血、衄血、妇女带下等病。《本草从新》中记载蚕豆"补中益气，涩精，实肠"。《食物本草》载："快胃，和脏腑。"蚕豆适用于脾胃气虚、不思饮食、便溏之人。蚕豆荚壳、蚕豆叶及蚕豆梗均为止血药，蚕豆花能降血压。

　　我国劳动人民很早就开始利用蚕豆治疗一些常见疾病与多发疾病，民间也一直流传着很多蚕豆的单方验方。例如，用存放 3 年以上的陈蚕豆煎汤饮，或用虫蛀蚕豆与适量猪肉炖熟食之，或用蚕豆与冬瓜皮共煮，可以治疗水肿；用蚕豆衣与红糖煮成浸膏，以瓶装存放，连日服用，可治疗慢性肾炎；把蚕豆（鲜品或干品泡发）捣烂如泥，涂于头上，随干随换，可治秃疮；蚕豆花水煎，每日 2 次分服，可以治疗妇女赤白带下；蚕豆和白梅同服，可以治疗脾胃虚弱所致的食欲减退；豆壳可作利尿药，能治水肿和脚气；用蚕豆花制成汁，有凉血的功能。这些验方自古就在人民群众中使用，经久不衰，足见蚕豆防病治病的显著功效。

　　现代科学研究证实，蚕豆有如下健康功效：

　　❀ 健脑益智。蚕豆中含有大量的微量元素，而这些元素都是

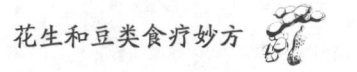

脑神经组织重要的组成部分,平时多吃些蚕豆有助于大脑的发育。另外蚕豆当中还含有胆碱,胆碱是神经细胞传递信息的重要物质,常食用蚕豆对增强记忆力、营养神经组织有很好的保健作用。

● 促进骨骼发育。钙是人体骨骼发育不可缺少的营养元素之一,蚕豆含钙量丰富,可以促进骨骼发育,并能够预防骨质疏松。对于正在长身体的孩子来说,适当吃些蚕豆可以补钙,使骨骼发育得更好。

● 预防心血管疾病。蚕豆中所含的烟酸、胆碱以及各种维生素可以帮助改善血管的弹性,从而起到扩张血管和降压的作用,有效预防动脉粥样硬化以及缓解高血压的症状。

● 预防便秘。蚕豆含有非常丰富的膳食纤维,能够使胃肠的蠕动速度加快,从而促进食物消化,预防便秘,还可以降低血液中的胆固醇含量,维持人体健康。

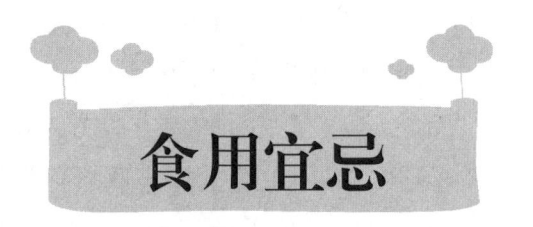

# 食用宜忌

用蚕豆治病养生应持科学的态度,不能急于求成,而要遵循适量原则,尤其是对于某些特定疾病的患者,最好在医生指导下食用。在食用蚕豆时,需要注意以下几点:

● 不宜过量食用。蚕豆性滞,过食易使人腹胀,所以一次不

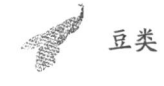 

宜食之过多，脾胃虚弱者应少食，避免加重胃肠负担。

● 痛风患者不宜过多食用蚕豆。蚕豆属于中嘌呤食物，痛风患者过多食用后，可能会导致身体当中嘌呤的含量增加，从而加重关节的红、肿、热、痛等症状。

● 对蚕豆过敏者忌食蚕豆。蚕豆过敏人群食用蚕豆则易诱发过敏反应，如出现皮疹、瘙痒、水肿等症状，部分患者病情较重，还会出现喉头水肿的情况，进而导致呼吸困难。

● 蚕豆病患者忌食蚕豆。蚕豆病患者先天性红细胞葡萄糖-6-磷酸脱氢酶缺乏，患者吃了蚕豆或者蚕豆制品后，易诱发急性溶血反应，出现发热、腹痛、恶心、呕吐、头晕、皮肤黄染等症状，从而损害身体健康。

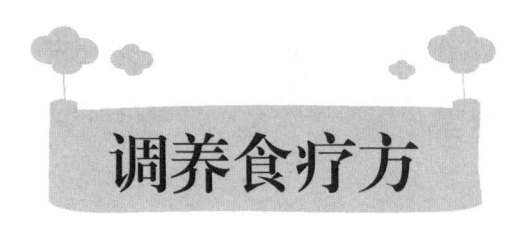

## 调养食疗方

# 水 肿

**妙方** 蚕豆粥

［材料］陈蚕豆 30~50 克，粳米 100 克。

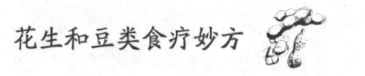

［做法］将陈蚕豆磨为细粉。粳米洗净，放入锅中，加水 800 毫升左右，先用大火煮沸，改小火煮为稀粥，待粥将成时，将蚕豆粉均匀地撒入粥内，再用小火煮至粥稠即可。

［大夫叮嘱］本方具有健脾、益胃、和中的功效，脾胃虚弱、贫血性或慢性肾炎水肿患者宜长期食之。

# 肥胖症

## 妙方一 韭菜炒蚕豆

［材料］蚕豆 30 克，韭菜 150 克，盐适量，酱油 3 克，花椒油 15 克，味精 1 克，水淀粉 25 克。

［做法］用温水泡开蚕豆，挤去外皮，放入盘中。韭菜洗净，切成 3 厘米的段，放盘中待用。炒锅置火上，花椒油入锅烧热，下蚕豆炒几下，放入韭菜、盐，烹入酱油，翻炒至八成熟，撒入味精，下水淀粉勾芡，炒匀烧熟，盛入盘中即可。

［大夫叮嘱］本方有补益脾胃、利湿消肿的功效。肥胖症患者可经常食用。

## 妙方二 蚕豆冬瓜皮

［材料］蚕豆 60 克，冬瓜皮 50 克，盐少许。

［做法］将冬瓜皮洗净、切片，与蚕豆一起放入锅中，加水 3 碗，用大火煮沸后，改小火煮至 1 碗，加入盐调味即可。

［大夫叮嘱］本方有利水降脂的功效，适用于肥胖症患者的辅助治疗，亦适用于急性肾炎患者。

# 蚊虫叮咬

**妙方** **外敷生蚕豆**

〔材料〕生蚕豆 2 粒。

〔做法〕将生蚕豆捣成泥状，敷于患处。

〔大夫叮嘱〕蚕豆有消肿止痒的功效，对蚊虫叮咬有一定的效果。

# 肾　炎

**妙方一** **蚕豆红糖茶**

〔材料〕陈蚕豆（带壳）200 克，红糖 150 克。

〔做法〕将带壳陈蚕豆和红糖放入砂锅中，加水 5 茶杯，用小火煮为 1 茶杯即可。

〔大夫叮嘱〕代茶饮。本方有利尿消肿的功效，适用于肾炎水肿的辅助治疗。

**妙方二** **蚕豆花生饮**

〔材料〕蚕豆 200 克，花生仁 120 克。

〔做法〕花生仁、蚕豆洗净，放入砂锅中，加水 600 毫升，小火煮至水呈棕红色时即可。

〔大夫叮嘱〕温服，服时可加适量红糖。本方具有健脾益胃、止血消肿的功效，适用于急性肾炎水肿、血尿。

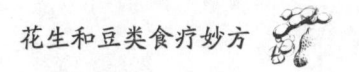

### 妙方三 蚕豆枣花生汤

〔材料〕蚕豆 200 克，大枣 50 克，花生仁 100 克。

〔做法〕将上述材料洗净，一同放入锅中，加水适量，用大火煮沸后，改小火煮熟即可。

〔大夫叮嘱〕本方具有通经活血、健脾益肾、通淋利尿的功效，适用于肾炎的辅助治疗。凡是脾胃虚弱、食后易腹胀者，不宜食用。

### 妙方四 蚕豆壳茶

〔材料〕蚕豆壳 30 克。

〔做法〕将蚕豆壳炒焦，研成细末，沸水冲泡即可。

〔大夫叮嘱〕代茶饮。本方具有利尿消肿的功效，适用于肾炎水肿、小便不利。

# 腹　胀

### 妙方一 蚕豆白糖汤

〔材料〕蚕豆 250 克，白糖适量。

〔做法〕把蚕豆洗净，放入锅中，加水适量，用大火煮沸后，改小火煮烂，调入白糖即可。

〔大夫叮嘱〕本方有疏肝健脾的功效，适用于肝气犯脾引起的腹胀的治疗及食疗。

### 妙方二 大蒜炒蚕豆

〔材料〕新鲜蚕豆 20 克，醋 5 克，白糖 10 克，花椒 4 粒，胡椒 4 粒，生姜 3 片，大蒜 1~2 瓣（切碎），花生油少许。

〖做法〗先在炒锅内放入花生油，待油热后放入花椒、胡椒、生姜、大蒜，煸炒出香味，加入新鲜蚕豆、醋、白糖，翻炒几下即可。

〖大夫叮嘱〗本方有开胃、止痛的功效，适用于胃溃疡及慢性胃炎伴有腹胀、腹痛、肢冷者。

# 肝　炎

妙方 **蚕豆腐山药汤**

〖材料〗鲜蚕豆、豆腐各100克，山药20克，盐5克，上汤500毫升。

〖做法〗把鲜蚕豆去皮，分成两瓣；豆腐切成5厘米见方的小块；山药润透，切薄片。把上汤放入炖锅内，加入盐，放入鲜蚕豆、山药，用大火煮沸后，改小火煮30分钟，下入豆腐，再煮15分钟即可。

〖大夫叮嘱〗本方有健脾利湿、消肿利水的功效，适用于慢性肝炎、脾胃虚弱者。

# 小便不利

妙方 **蚕豆皮汁**

〖材料〗蚕豆皮150克。

〖做法〗将蚕豆皮洗净，放入锅中，加水适量，用大火煮沸，改小火煮30分钟后取汁。

〖大夫叮嘱〗代茶饮。蚕豆皮有很好的利尿消肿功效，适用于小便不利的辅助治疗。

# 高血压

**妙方** 蚕豆花汁

〔**材料**〕鲜蚕豆花 60 克（或干蚕豆花 15 克）。

〔**做法**〕将蚕豆花洗净，放入锅中，加水适量，用大火煮沸后，改小火煮 30 分钟取汁。

〔**大夫叮嘱**〕代茶饮。本方有平肝降压的功效，适用于高血压及鼻出血的辅助治疗。

# 扁豆

## 营养成分

　　扁豆是一种很受人们喜爱的日常蔬菜，它不仅味道鲜美，而且营养丰富。其营养价值高于一般叶类蔬菜，尤其是蛋白质、脂肪等的含量都超过叶类蔬菜。现代营养学测定：每 100 克扁豆中含有能量 1 420 千焦、维生素 $B_1$ 0.26 毫克、钙 137 毫克、蛋白质 25.3 克、维生素 $B_2$ 0.45 毫克、镁 92 毫克、脂肪 0.4 克、烟酸 2.6 毫克、铁 19.2 毫克、碳水化合物 61.9 克、锰 1.19 毫克、不溶性膳食纤维 6.5 毫克、维生素 E 1.86 毫克、锌 1.9 毫克、铜 1.27 毫克、胡萝卜素 30 微克、钾 439 毫克、磷 218 毫克、钠 2.3 毫克、硒 32 微克。一年四季经常食用扁豆，具有滋补调养、健脾养胃之功效。

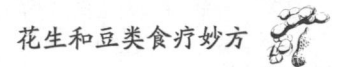

# 健康功效

　　扁豆既是特种优质蔬菜,又是滋补佳品和治病良药,其花、叶、藤及种皮均可入药。中医认为,扁豆味甘、性微温,归脾、胃经。扁豆最初记载于汉末的《别录》,说它有调和中气的功能。《滇南本草》中说:"治脾胃虚弱,反胃冷吐,久泻不止,食积痞块,小儿疳积,解酒毒,调五脏。"《本草纲目》中说:"止泄痢,消暑,暖脾胃,除湿热,止消渴。"扁豆具有健脾化湿、和中消暑的功效。可治疗因暑热引起的吐泻,脾虚呕逆,食少久泻,以及妇女赤白带下,小儿疳积等病症。夏秋季暑气熏蒸,胃口不佳,恶心腹胀,便溏,用白扁豆煮汤,饮汤吃豆,能起到很好的解暑保健作用。

　　扁豆花,即扁豆开的花,夏季花未完全开放时采摘,晒干或鲜用。扁豆花味甘、性平,功效与扁豆相似。《本草便读》载:"扁豆花赤者入血分而宣瘀,白者入气分而行气,凡花皆散,故可清暑散邪,以治夏月泄痢等证也。"现代药理学研究表明,扁豆花可治疗细菌性痢疾。

　　扁豆叶,即扁豆的叶,秋季采收,晒干或鲜用。扁豆叶味微甘、性平,消暑利湿,解毒消肿。主治暑湿吐泻,疮疖肿毒,蛇虫咬伤。内服煎汤或捣汁饮;外用适量,捣敷,或制炭存性后研末调敷。

　　扁豆藤,即扁豆的藤茎,夏季采收,割取细藤茎,切段,晒干。扁豆藤味微苦、性平,具有化湿和中以及祛痰利窍、镇静的功效，常用于暑湿吐泻不止，以及中风舌謇、偏瘫、惊痫等症。

扁豆衣，即扁豆的种皮，秋季采收种子，剥取种皮，晒干。扁豆衣味甘、性微温，具有健脾和胃、消暑化湿之功效，常用于暑湿内蕴、呕吐泄泻、胸闷纳呆、脚气浮肿、妇女带下等症。

现代科学研究证实，扁豆有如下健康功效：

🦠抗菌、抗病毒。扁豆中含有的一些成分有一定的抗菌、抗病毒作用，可以有效抑制痢疾杆菌、丝核菌等病菌的生长，此外，扁豆对食物中毒引起的呕吐、急性胃肠炎等有解毒作用。

🦠降血糖。扁豆中所含的淀粉酶抑制物有降低血糖的作用，因此适合糖尿病患者长期食用。

🦠预防便秘。扁豆是一种纤维素成分含量很高的蔬菜，多吃扁豆可以保证粗纤维的摄入。粗纤维能促进胃肠蠕动，还可以吸水以防止粪便干结，所以吃扁豆具有预防便秘的作用。

🦠增强免疫力。扁豆中含有皂苷、尿素酶（脲酶）及多种球蛋白等成分，可增强T淋巴细胞的活性，提高细胞的免疫功能，增强人体抗病能力。扁豆中的锌元素含量也很丰富，可以促进人体的生长发育，特别适合儿童食用。

🦠防癌抗癌。扁豆中的植物血细胞凝集素能使癌细胞发生凝集反应，肿瘤细胞表面发生结构变化，并可促进淋巴细胞的转化，增强对肿瘤的免疫能力，预防和抑制癌细胞的生长，所以平时适当食用扁豆可起到一定的防癌抗癌效果。

🦠美容养颜。扁豆中含有丰富的膳食纤维、维生素及矿物质等，适当吃一些可以促进皮肤的新陈代谢，能够使皮肤的毒素排出。膳食纤维也可有效促进胃肠蠕动，加速机体排毒，有助于让皮肤变得更加光滑，起到美容养颜的作用。

# 食用宜忌

　　用扁豆治病养生应持科学的态度，不能急于求成，而要遵循适量原则，尤其是对于某些特定疾病的患者，最好在医生指导下食用。南朝陶弘景言："患寒热病者不可食。"《食疗本草》云："患冷气人勿食。"《随息居饮食谱》记载："患疟者忌之。"《本草求真》中说："多食壅滞，不可不知。"故食用扁豆的注意事项有以下几方面：

　　● 不宜生食扁豆。因为扁豆中含有血细胞凝集素和溶血性皂苷等天然的毒素，如生食或未加工熟透，可能引发中毒反应，表现为头疼、头昏、恶心、呕吐等。所以扁豆在烹饪时应确保充分加热，以彻底破坏其中的有毒物质。此外，扁豆越老毒素越多，应尽可能食用新鲜的嫩扁豆，并择净扁豆的两端及荚丝。

　　● 不宜过量食用扁豆。扁豆含有较高的蛋白质和淀粉，过量摄入会增加胃肠道负担，导致消化吸收困难，出现腹胀、腹泻、嗳气、消化不良等症状。建议适量控制扁豆的摄入量。

　　● 痛风患者慎食扁豆。痛风患者应限制嘌呤摄入，因为嘌呤是产生尿酸的原料。由于扁豆含有嘌呤，所以当痛风患者的尿酸水平处于增高状态时，不建议食用扁豆。尿酸水平正常时，则可以适量食用。

　　● 对扁豆过敏者忌食扁豆。扁豆过敏人群食用扁豆则易诱发

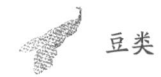

过敏反应，如皮肤红肿、腹泻、消化不良、头痛、咽喉痛、哮喘等。

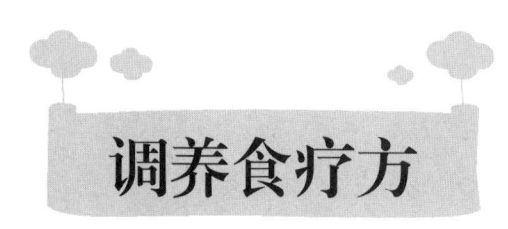

# 调养食疗方

## 感　冒

**妙方一** **香薷扁豆厚朴茶**

〔材料〕厚朴、白扁豆各5克，香薷10克，白糖适量。

〔做法〕将香薷、厚朴剪碎，白扁豆炒黄捣碎，把上述材料同放入保温杯中，再加入白糖，以沸水冲泡，盖严温浸1小时，代茶频饮。

〔大夫叮嘱〕本方有解表清暑、健脾利湿的功效，适用于夏季暑湿感冒。

**妙方二** **扁豆薏仁汤**

〔材料〕扁豆、薏苡仁各25克。

〔做法〕将扁豆和薏苡仁一起洗净，放入锅中，加水适量，用大火煮沸后，改小火煮至豆烂为宜。

〔大夫叮嘱〕扁豆和薏苡仁均有很好的解表祛湿功效，适用

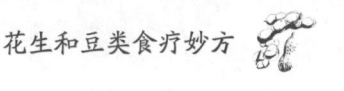

于暑湿感冒的辅助治疗。

# 痱　子

**妙方**　扁豆皮茶

〔材料〕鲜扁豆 500 克。

〔做法〕把鲜扁豆皮削下晒干，放在铁锅内炒焦后沏水即可。

〔大夫叮嘱〕代茶饮。本方有清热、解渴、消炎的功效，可用于预防痱子和疖子。

# 咳　嗽

**妙方**　扁豆沙麦汤

〔材料〕生扁豆、沙参、麦冬、玉竹、桑叶、甘草、天花粉各 40 克。

〔做法〕将上述药物洗净，放入锅中，加水适量，用大火煮沸后，改小火煮 30~40 分钟即可。

〔大夫叮嘱〕分次饮用完。本方具有养阴清肺、化痰止咳的功效，适用于肺阴亏耗所致的咳嗽。

# 肺气肿

**妙方**　扁豆山白汤

〔材料〕白扁豆、薤白各 15 克，山药 30 克。

〔做法〕将上述材料洗净，放入锅中，加水适量，用大火煮沸后，改小火煮 30 分钟。

〔**大夫叮嘱**〕本方有温补肾阳、化气行水的功效，适用于肺气肿的辅助治疗。

# 腹 胀

**妙方一** **扁豆糯米粥**

〔**材料**〕白扁豆 20 克，糯米 50 克，红糖 8 克。

〔**做法**〕将白扁豆洗净，用温水泡发。糯米洗净，与白扁豆同入砂锅，加水适量，用大火煮沸，改用小火煮至粥熟时，加入红糖服食。

〔**大夫叮嘱**〕本方具有健脾化湿、润肤美颜的功效，适用于脾虚湿浊引起的腹胀的辅助治疗。

**妙方二** **扁豆衣茯苓汤**

〔**材料**〕扁豆衣 15 克，白术、防风各 10 克，北黄芪、茯苓各 30 克。

〔**做法**〕将上述材料洗净，放入锅中，加水适量，用大火煮沸后，改小火煮至豆烂即可。

〔**大夫叮嘱**〕本方有健脾除湿、固本祛风的功效，适用于脾虚湿浊引起的腹胀的辅助治疗。

**妙方三** **羊肉扁豆山药粥**

〔**材料**〕黄羊肉、大米各 100 克，怀山药 30 克，白扁豆 15 克。

〔**做法**〕先将黄羊肉洗净切细，再与大米、怀山药、白扁豆一同放入锅中，加水适量，用大火煮沸后，改小火煮成粥即可。

〔**大夫叮嘱**〕本方有健脾益胃的功效，适用于脾胃虚弱、消

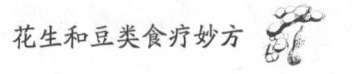

化不良引起的腹胀以及泄泻下痢、纳少乏力等。

# 腹 泻

**妙方一　扁豆泥炒芝麻仁**

〔**材料**〕扁豆 150 克,黑芝麻 10 克,核桃仁 5 克,白糖 120 克,猪油 150 克。

〔**做法**〕将扁豆洗净,放入沸水中煮片刻后捞出,挤出扁豆仁,放入碗内,加水以淹没扁豆仁,上笼蒸约 2 小时,待蒸至豆子烂熟,取出沥水,捣成泥。将黑芝麻炒香,研细待用。将锅置火上,放入猪油,待油热时倒入扁豆泥,翻炒至水分将尽时,放入白糖炒匀(炒至不黏锅为度),再放入猪油、黑芝麻、白糖、核桃仁,混合炒匀即可。

〔**大夫叮嘱**〕本方有健脾胃、补肝益肾的功效,适用于脾虚久泻及须发早白等。

**妙方二　白扁豆茶**

〔**材料**〕白扁豆、茶叶各 9 克,白糖 50 克。

〔**做法**〕将白扁豆、茶叶放入锅中,加水适量,煮沸后,改小火煮约 10 分钟,服时调入白糖即可。

〔**大夫叮嘱**〕本方有健脾化湿的功效,对婴幼儿腹泻有很好的疗效。

**妙方三　白扁豆粳米粥**

〔**材料**〕鲜扁豆 120 克,粳米 100 克,红糖适量。

〔**做法**〕将鲜扁豆与粳米、红糖同放入锅中,加水适量,用

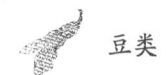 

大火煮沸后，改小火煮至粥成即可。

〔**大夫叮嘱**〕本方有健脾养胃、清暑止泻的功效，适用于暑湿泄痢、夏季烦渴的食疗。对脾胃虚弱、食少呕逆、慢性腹泻亦有改善作用。

**妙方四　扁豆芽菜猪肉煲**

〔**材料**〕扁豆 20 克，大豆芽菜、冬瓜各 500 克，猪瘦肉 250 克，姜 1 片，盐少许。

〔**做法**〕把冬瓜、大豆芽菜、扁豆洗净，冬瓜连皮带瓤切大块。把猪瘦肉放入沸水锅中煮 5 分钟，取出洗净备用。锅中加水适量，水开后放入全部材料，用大火煮沸后，改小火煮 2 小时，放盐调味即可。

〔**大夫叮嘱**〕本方有健脾化湿、和中消暑的功效，适用于夏季腹泻的辅助治疗。

**妙方五　扁豆大枣山药粥**

〔**材料**〕炒扁豆、大米各 10 克，栗肉 30 克，怀山药 15~30 克，大枣 5 枚，白糖适量。

〔**做法**〕将上述材料洗净，放入砂锅中，加水适量，用大火煮沸后，改小火煮至粥熟，加适量白糖即可。

〔**大夫叮嘱**〕本方有健脾养胃、补肾强骨的功效，适用于脾胃气虚所致的泄泻。

**妙方六　扁豆荔枝大枣茶**

〔**材料**〕白扁豆 50 克，荔枝肉 15 克，大枣 3~5 枚。

〔**做法**〕将上述材料洗净，放入锅中，加水适量，用大火煮

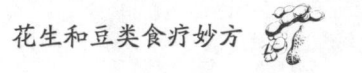

沸后，改小火煮 30 分钟即可。

〔**大夫叮嘱**〕代茶饮。本方适用于脾虚泄泻的辅助治疗，可经常食用。

**妙方七** **扁豆橘皮粥**

〔**材料**〕白扁豆、粳米各 50 克，鲜橘皮 30 克。

〔**做法**〕先将鲜橘皮洗净，切成丝或碎末，备用。将白扁豆拣杂、淘洗干净，放入砂锅，加水适量，用大火煮沸后，改小火煮 40 分钟，待白扁豆烂熟，加入淘净的粳米及橘皮丝（或橘皮碎末），继续用小火煮成稠粥即可。

〔**大夫叮嘱**〕橘皮能疏肝健脾，白扁豆有健脾止泻功效，民间治疗脾虚泄泻验方中常有白扁豆。本方适用于原发性肝癌伴大便不成形者。

# 呕　吐

**妙方一** **扁豆香薷汤**

〔**材料**〕白扁豆 20~40 克，香薷 15 克。

〔**做法**〕取白扁豆、香薷放入锅中，加水 2 碗，用大火煮沸，改小火煮 25 分钟后取汤即可。

〔**大夫叮嘱**〕白扁豆能醒脾除湿，配伍香薷既能清暑解表，又能化湿和中。本方适用于小儿夏伤暑湿、身热无汗、呕吐泄泻、脘腹胀痛等。

**妙方二** **扁豆川贝粉**

〔**材料**〕生白扁豆粉 100 克，川贝粉 10 克，粳米适量。

〔做法〕将生白扁豆粉、川贝粉混合拌匀。粳米洗净，放入锅中，加水适量，按常法煮汤取汁。每次取约 10 克混合粉，用粳米汁冲服即可。

〔大夫叮嘱〕每日 2~3 次。本方对妊娠反应有一定疗效，适用于妊娠期间发生的恶心呕吐。

# 中 暑

**妙方一** **扁豆柳莲薏汤**

〔材料〕扁豆 20 克，莲叶梗 30 克，柳叶 3 克，薏苡仁 15 克。

〔做法〕将上述材料洗净，一起放入锅中，加水 3 碗，用大火煮沸后，改小火煮至 1 碗。

〔大夫叮嘱〕待凉饮用。本方有清热解暑的功效，是夏日解暑的良方。适用于中暑的食疗及预防。

**妙方二** **三豆荷叶茶**

〔材料〕绿豆 100 克，黄豆、赤小豆各 30 克，荷叶 15 克，白糖适量。

〔做法〕将绿豆、黄豆、赤小豆、荷叶洗净，放入锅中，加水 2 000 毫升，用大火煮沸后，改小火煮至豆烂，加白糖即可。

〔大夫叮嘱〕本方有清热解毒、和中健脾、祛暑利湿的功效，适用于中暑及脾虚水肿、小便不利者。

**妙方三** **扁豆瓜草饮**

〔材料〕鲜扁豆 50 克，西瓜皮 500 克，鲜荷叶 60 克，鲜海蜇 200 克，鲜丝瓜 250 克，鲜白花蛇舌草 50 克。

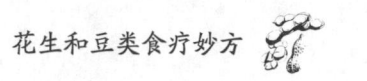

〔**做法**〕将上述材料洗净，放入锅中，加水适量，用大火煮沸后，改小火煮30分钟即可。

〔**大夫叮嘱**〕本方有清热解毒、和中健脾、解暑利湿的功效，适用于夏日中暑的预防。

# 胃　痛

**妙方**　扁豆佛手饮

〔**材料**〕白扁豆、山药、薏苡仁各30克，佛手9克。

〔**做法**〕将上述材料洗净，放入锅中，加水3碗，用大火煮沸后，改小火煮至1碗。

〔**大夫叮嘱**〕本方有清热祛湿的功效，适用于虚热性胃痛的辅助治疗。

# 痢　疾

**妙方**　扁豆花饮

〔**材料**〕白扁豆花100克。

〔**做法**〕将白扁豆花洗净，放入锅中，加水400毫升，用大火煮沸后，改小火煮至100毫升。

〔**大夫叮嘱**〕每次服用20毫升，约6小时服1次。本品具有行气止痢的功效，适用于痢疾的辅助治疗。

# 急性黄疸性肝炎

**妙方** **溪螺扁豆汤**

〔材料〕白扁豆、冰糖各 60 克，溪螺 120 克。

〔做法〕把溪螺养于水中，3 日后则可使用。把溪螺洗净，放入炖锅内，加水 500 毫升，水沸后煮 20 分钟，去渣，用纱布过滤，加入冰糖待用。把溪螺冰糖液倒入炖杯内，加入白扁豆，用大火煮沸后，改小火煮 50 分钟即可。

〔大夫叮嘱〕食白扁豆，喝汤。本方有滋补脾胃、清热利水的功效，适用于急性黄疸性肝炎及脾胃虚弱、便溏、腹胀患者。

# 厌　食

**妙方** **扁豆花汤**

〔材料〕扁豆花 15 克，扁豆 10 克，盐适量。

〔做法〕将扁豆洗净，放入锅中，加水适量，用大火煮沸后，改小火煮至豆熟，下扁豆花及盐，再次煮沸即可。

〔大夫叮嘱〕本方有健脾益胃、消食导滞的功效，适用于厌食的辅助治疗。

# 带下病

**妙方一** **扁豆山药白糖饮**

〔材料〕白扁豆、山药各 20 克，白糖适量。

〔做法〕先将白扁豆炒香捣碎，山药切片，再一同放入锅中，

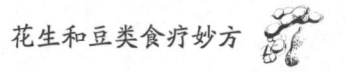

加水适量，用大火煮沸后，改小火煮熟，加白糖调味即可。

〔**大夫叮嘱**〕本方有祛湿止带的功效，适用于带下病的辅助治疗。

### 妙方二 二白汤

〔**材料**〕白扁豆、白术、冰糖各适量。

〔**做法**〕白术装纱布袋里，与白扁豆一同放入锅中，加水适量，大火煮沸后，改小火煮30分钟，取出白术，加入冰糖，搅拌至溶解即可。

〔**大夫叮嘱**〕本方具有健脾祛湿的功效，适用于带下病，尤其是念珠菌性阴道炎的辅助治疗。

# 癌　症

### 妙方一 二豆羹

〔**材料**〕白扁豆100克，新鲜豌豆250克，水淀粉适量。

〔**做法**〕先将新鲜豌豆剥出，拣杂后淘洗干净，备用。将白扁豆拣杂，淘洗干净后放入砂锅，加足量水，浸泡片刻后，用大火煮沸，改小火煨煮1小时，待白扁豆烂熟时，倒入豌豆，继续用小火煮30分钟，用水淀粉勾芡即可。

〔**大夫叮嘱**〕本方适用于大肠癌患者术后身体虚弱、便溏等。运用本食疗方时，要注意必须将白扁豆煨煮至烂熟。

### 妙方二 扁豆薏仁炖猪肉

〔**材料**〕扁豆30克，猪瘦肉200克，山楂20克，薏苡仁50克，盐适量。

〔做法〕先将扁豆、山楂、薏苡仁同入药袋，再将猪瘦肉洗净切块，与药袋同入锅中，加水适量，用大火煮沸后，改小火炖煮2~3小时，去药袋，加盐调味即可。

〔大夫叮嘱〕本方具有健脾祛湿、滋肾补虚之功效，适用于宫颈癌患者。

**妙方三** **扁豆山药粥**

〔材料〕扁豆10克，怀山药30克，粳米100克。

〔做法〕将怀山药、粳米分别洗净，怀山药去皮切片，备用。扁豆洗净，放入锅中，加水适量，用大火煮沸后改小火煮至半熟，加粳米、山药，煮至粥成即可。

〔大夫叮嘱〕本方具有健脾化湿的功效，适用于肝癌晚期患者脾虚、泄泻等。

# 疥 癣

**妙方** **扁豆丝瓜茯苓汁**

〔材料〕扁豆、土茯苓各25克，丝瓜1个。

〔做法〕将上述材料洗净，放入锅中，加水适量，用大火煮沸后，改小火煮30分钟取汁。

〔大夫叮嘱〕本方具有健脾祛湿、清热解毒的功效，适用于疥癣、痱子、青春痘等。

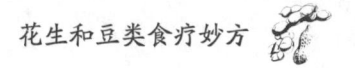

# 刀豆

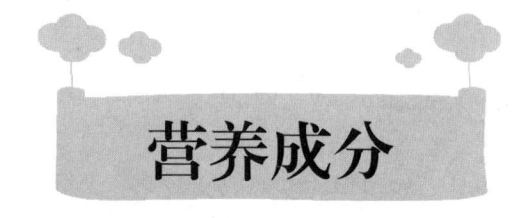

营养成分

　　刀豆因其荚形似刀而得名，又名大刀豆、关刀豆等。刀豆的营养成分比较丰富，每100克鲜刀豆含蛋白质3.1克、脂肪0.3克、碳水化合物7.0克、不溶性膳食纤维1.8克、胡萝卜素220微克、维生素$B_1$ 0.05毫克、维生素$B_2$ 0.07毫克、维生素C 15毫克、钙49毫克、铁4.6毫克、锌0.84毫克。刀豆除含一般营养成分蛋白质、脂肪、维生素、矿物质外，还含有多种氨基酸，包括赖氨酸、组氨酸、胱氨酸、缬氨酸、异亮氨酸等。此外，刀豆中还含有抗肿瘤组分刀豆球蛋白A和刀豆球蛋白B等。经常食用刀豆能健脾胃，增进食欲，提高机体抗病能力。

# 健康功效

刀豆富含营养，早在《滇南本草》中就记载有刀豆"健脾"的功能："治风寒湿气，利肠胃，烧灰，酒送下。子，能健脾。"因此刀豆既是特种优质蔬菜，又是滋补佳品和治病良药。

刀豆味甘、性温，归胃、肾经。李时珍《本草纲目》中记载刀豆"温中下气，利肠胃，止呃逆，益肾补元"。《医林纂要》写刀豆"和胃，升清、降浊"。《四川中药志》载刀豆"治胸中痞满及腹痛，治肾气不归元及痢疾"。《药性切用》中说刀豆"温中止呃，胜于柿蒂，有益肾之功"。刀豆具有温中、止呃、下气、益肾的功效。用于中焦虚寒或肝气犯胃之呃逆、呕吐及肾虚腰痛。现代临床多用于遗尿、呃逆、胃痉挛等属中焦虚寒者。刀豆还有一定的抗癌功效，亦适宜癌症患者食用。

现代科学研究证实，刀豆有如下健康功效：

● 补充营养。刀豆富含蛋白质、脂肪、碳水化合物、纤维素、维生素以及多种矿物质，如钙、铁、锌等。食用刀豆可以全面补充人体所需的营养素，维持身体健康。

● 增强免疫。刀豆中的蛋白质、维生素和矿物质等成分有助于提高人体的免疫力，增强抗病能力。经常食用刀豆可以减少感冒等常见疾病的发生。

● 抗炎消肿。刀豆中含有丰富的黄酮类化合物和植物雌激素，具有抗炎、消肿的作用。对于一些炎症性疾病，如关节炎、肠炎等，患者适当食用刀豆有助于缓解症状。

● 促进消化。刀豆中的纤维素有助于促进肠道蠕动，改善消化功能。对于消化不良、便秘等问题，食用刀豆具有一定的缓解作用。

● 利尿消肿。刀豆可以降低毛细血管的通透性，并具有利尿作用，对于一些轻微的水肿症状，如腿部水肿、眼袋等，可以帮助消除水肿，使身体更加健康。

● 防治肿瘤。刀豆中的某些成分具有抗肿瘤活性，可以抑制肿瘤细胞的生长和扩散，经常食用刀豆有助于降低患肿瘤的风险。

● 安神镇静。刀豆中含有一种特殊的氨基酸——刀豆氨酸，具有安神镇静的作用。对于焦虑、失眠等问题，适当食用刀豆有助于缓解症状，提高睡眠质量。

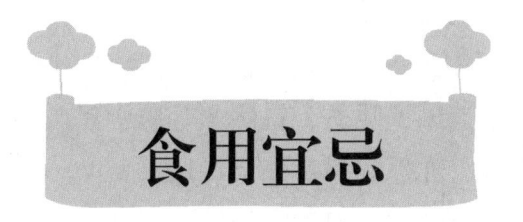

# 食用宜忌

用刀豆治病养生应持科学的态度，不能急于求成，而要遵循适量原则，尤其是对于某些特定疾病的患者，最好在医生指导下食用。在食用刀豆时，需要注意以下几点：

● 不宜生食刀豆。刀豆中含有的皂苷、植物血细胞凝集素、胰蛋白酶抑制物等为有毒成分，如果生吃或未加工熟透，则可能导致中毒，出现呕吐、恶心、腹痛、头晕等症状。这些有毒成分只有通过高温烹饪，才能被彻底破坏。判断方法是刀豆变蔫，颜色由鲜绿色变为暗绿色，吃起来没有生硬的豆腥味。

● 不宜过量食用刀豆。刀豆虽然营养丰富，但过量食用可能导致消化不良，引起腹胀、腹痛等不适症状。因此应控制刀豆的摄入量，避免过量食用。

● 注意食物搭配。刀豆性偏温，不宜与羊肉、韭菜等性温的食物同时服用，否则可能会导致身体燥热、嗓子干痒等不适症状。

● 对刀豆过敏者忌食刀豆。刀豆过敏人群食用扁豆则易诱发过敏反应，如皮肤瘙痒、恶心、呕吐、腹胀、腹泻等。

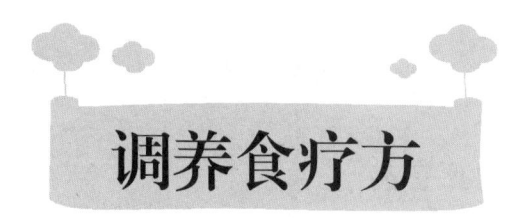

# 调养食疗方

# 鼻　炎

 **老刀豆粉**

〔材料〕老刀豆、黄酒各适量。

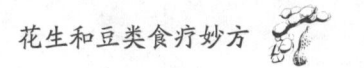

〔**做法**〕将老刀豆带壳焙焦，研为细末。

〔**大夫叮嘱**〕每次服 6 克，黄酒冲服，每日 1 次，连服数日。本方有开窍祛湿的功效，适用于鼻炎的辅助治疗。

# 支气管炎

**妙方** 刀豆甘草汁

〔**材料**〕刀豆 30 克，甘草 6 克。

〔**做法**〕将刀豆、甘草洗净，放入锅中，加水适量，用大火煮沸后，改小火煮约 30 分钟取汁。

〔**大夫叮嘱**〕每日 1 次，每次 300 毫升，10 日为 1 个疗程。刀豆与甘草合用有很好的止咳化痰功效，适用于急慢性支气管炎的辅助治疗。

# 咽 炎

**妙方** 菊花刀豆蜜茶

〔**材料**〕绿茶、菊花、刀豆各 6 克，蜂蜜 1 汤匙。

〔**做法**〕先将刀豆洗净，放入锅中，加水适量，用大火煎煮片刻，然后冲泡绿茶、菊花，加盖闷片刻，调入蜂蜜即可。

〔**大夫叮嘱**〕本方具有清热化痰、润喉止咳的功效，适用于慢性咽炎、喉炎。

# 呃 逆

**妙方一** **刀豆生姜红糖饮**

〔材料〕带壳老刀豆 50 克，生姜 10 克，红糖 30 克。

〔做法〕将带壳老刀豆、生姜洗净，一同放入锅中，用大火煮沸后，改小火煮 30 分钟左右，去渣，调入红糖。

〔大夫叮嘱〕连服 3~7 日。本方有降逆止呃的功效，适用于呃逆不止的辅助治疗。

**妙方二** **刀豆生姜粳米粥**

〔材料〕刀豆 15 克，粳米 50 克，生姜 2 片。

〔做法〕将刀豆捣碎（或炒后研末亦可），同粳米、生姜同入砂锅内，加水 400 毫升，大火煮沸后，改小火同煮为粥即可。

〔大夫叮嘱〕本方具有温中益胃、下气止呃的功效，适用于虚寒性胃痛、呃逆、呕吐等。

**妙方三** **刀豆壳炭汁**

〔材料〕刀豆壳 2 个。

〔做法〕将刀豆壳制炭存性，放入锅中，加水适量，用大火煮沸后，改小火煮 30 分钟左右即可。

〔大夫叮嘱〕本方有降逆止呃的功效，适用于各种原因引起的呃逆。

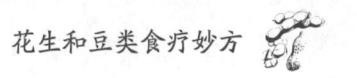

# 哮　喘

**妙方一　刀豆粉**

〔**材料**〕刀豆100克，红糖适量。

〔**做法**〕将刀豆炒干研末。

〔**大夫叮嘱**〕每次6克，每日3次，可用红糖水送下。刀豆有止咳平喘的功效。本方适用于哮喘的辅助治疗。

**妙方二　猪肺炖刀豆**

〔**材料**〕刀豆适量，猪肺1个，盐适量。

〔**做法**〕把猪肺清洗干净，放入锅中，加水煮10分钟左右，捞出清洗，切成片。将猪肺与刀豆一同放入锅中，加入盐和适量水，大火煮沸后，改小火炖熟即可。

〔**大夫叮嘱**〕本方有利肺降逆、理气平喘的功效，适用于哮喘的患儿。

# 纳　差

**妙方　西红柿刀豆汤**

〔**材料**〕鲜西红柿150克，嫩刀豆100克，清汤2 000毫升。

〔**做法**〕鲜西红柿用沸水烫一下，剥去皮，切成约1厘米见方的块。嫩刀豆摘去荚丝，切成约1厘米长的段，下沸水锅中焯熟、捞出，沥净水后，同西红柿块一起装入汤盆，上桌时加入煮沸的清汤即可。

〔**大夫叮嘱**〕本方有开胃除腻、降脂减肥的功效，适用于纳差、女子肥胖、脚膝无力等。

# 高血压

**妙方** **芹菜拌刀豆**

〔材料〕刀豆 500 克，芹菜 250 克，盐 4 克，味精 2 克，香油 10 克，糖 3 克，黄酒少许。

〔做法〕芹菜去叶，洗净后切成长条，用沸水烫一下，捞出冷却待用。刀豆用温开水泡发，放少许黄酒，上笼蒸 10 分钟备用。刀豆、芹菜放入容器中，加盐、味精、糖、香油拌匀即可。

〔大夫叮嘱〕本方具有降压的功效，适用于高血压的辅助治疗。

# 水　肿

**妙方** **刀豆炖猪腰**

〔材料〕带壳刀豆 50 克，猪腰 2 个，姜 15 克，葱、绍兴黄酒各 20 克，冰糖 30 克。

〔做法〕将猪腰洗净，去臊腺，切成腰花。姜切片，葱切段。冰糖打碎。带壳刀豆洗净。将上述材料放入锅中，加水 2 000 毫升，用大火煮沸，改小火炖煮 25 分钟即可。

〔大夫叮嘱〕本方有滋补肝肾、利水消肿的功效，适用于水肿的辅助治疗。

# 失 眠

**妙方** **刀豆龙眼糯米粥**

〔材料〕刀豆、龙眼肉各 50 克，豌豆 10 克，花生仁 30 克，糯米 200 克，红糖适量。

〔做法〕将糯米洗净，放入锅中，加入龙眼肉、豌豆、花生仁、刀豆及水适量，大火煮沸后，改小火煮 2 小时，再加红糖即可。

〔大夫叮嘱〕本方具有养血安神、温脾暖胃的功效，适用于失眠多梦及头昏眼花、视物不清等。经常食用会使面色红润及眼睛有神。

# 癌 症

**妙方** **刀豆萝卜芹菜汁**

〔材料〕刀豆 50 克，萝卜 250 克，芹菜 100 克。

〔做法〕将上述材料洗净，切块，放入锅中，加水适量，大火煮沸后，改小火煮约 30 分钟取汁。

〔大夫叮嘱〕本方适用于胆囊癌的术后食疗。胆囊癌患者饮食以清淡、易消化为主，少食多餐，避免出现胆汁的大量分泌。忌食辛辣刺激和油腻食物。

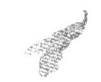 

# 豌豆

## 营养成分

　　豌豆是营养价值较高的一种豆类食物，不论是其籽粒，还是茎梢、豆荚，都含有丰富的营养。每 100 克豌豆籽粒中含有蛋白质 20.3 克、脂肪 1.1 克、碳水化合物 65.8 克、不溶性膳食纤维 1.8 克、胡萝卜素 250 微克、维生素 $B_1$ 0.49 毫克、维生素 $B_2$ 0.14 毫克、维生素 E 8.47 毫克、钙 97 毫克、铁 4.9 毫克、锌 2.35 毫克。鲜嫩的茎梢、豆荚除含有丰富的蛋白质、碳水化合物和脂肪外，还含有较多的糖分，以及多种维生素和矿物质，是一种优质蔬菜。豌豆具有较全面而均衡的营养，已经成为人们餐桌上很受欢迎的美味食品，对平衡人体营养和增进健康具有良好的作用。

# 健康功效

　　豌豆味甘、性平，无毒，入心、脾、胃、大肠经。具有益中气、解毒利水、除呃逆、止泄痢、解渴、通乳的功效，可以治疗泄痢、小便不利、下腹胀满、消渴、妇人乳闭等常见疾病。

　　现代科学研究证实，豌豆有如下健康功效：

　　● 保护视力。豌豆中含有大量的胡萝卜素和叶黄素，这两种物质对保护视神经和改善视力非常有益，尤其适合经常熬夜用眼、眼睛疲劳干涩、视力模糊的人群。

　　● 降低胆固醇。豌豆中的膳食纤维可以降低血清胆固醇水平，有助于预防心血管疾病。

　　● 增强免疫力。豌豆富含蛋白质、维生素和矿物质等营养成分，这些物质有助于增强人体的免疫力，预防疾病。

　　● 促进肠道健康。豌豆中含有大量的膳食纤维，其中的粗纤维能促进肠道蠕动，减少食物在肠道中的停留时间，促进排便，有助于保持肠道清洁，预防便秘等肠道问题。

　　● 美容养颜。豌豆含有多种维生素，有抗氧化的作用，而且豌豆富含维生素 A 原，这种物质在人体内可以转化为维生素 A，有助于保持皮肤健康，祛除面部黑斑，令面部有光泽。

# 食用宜忌

用豌豆治病养生应持科学的态度，不能急于求成，而要遵循适量原则，尤其是对于某些特定疾病的患者，最好在医生指导下食用。在食用豌豆时，需要注意以下几点：

● 适量食用。虽然豌豆营养丰富，但过量食用容易引起腹胀，特别是脾胃虚弱的人不宜多食，以免造成消化不良性腹泻。

● 煮熟或炒熟食用。豌豆中含有一种有毒物质，叫作皂苷，如果没有加工熟就食用，可能会导致中毒。因此，在食用豌豆之前，一定要确保其已熟透。

● 过敏人群慎食。对豌豆过敏的人可能会出现皮肤瘙痒、红肿，呼吸困难等过敏反应。如果对豌豆过敏，应避免食用豌豆。

● 注意搭配。豌豆不宜与菠菜搭配食用。豌豆中富含钙质，可与菠菜中的草酸反应，从而形成不易被消化吸收的草酸钙物质，可在一定程度上影响人体对钙元素的吸收。

# 调养食疗方

## 糖尿病

### 妙方一　豌豆大麦仁粥

〔材料〕豌豆、大麦仁各200克。

〔做法〕将上述材料洗净，放入锅中，加水适量，用大火煮沸后，改小火煮成粥即可。

〔大夫叮嘱〕豌豆具有治消渴、止泄痢、利小便的功效，大麦仁有益胃、利水、降低血糖的功效，两者合用煮粥，香滑可口，是夏季糖尿病患者的理想食物。

### 妙方二　竹参豌豆苗饮

〔材料〕豌豆苗20克，竹参30克。

〔做法〕将上述材料洗净，放入锅中，加水适量，用大火煮沸后，改小火煮30分钟左右即可。

〔大夫叮嘱〕竹参和豌豆苗均有消渴滋阴的功效，合用疗效更好。本方适用于糖尿病患者的辅助治疗。

### 妙方三 豆苗白梨汁

〔材料〕豌豆苗 60 克，白梨 1 个（去皮、核）。

〔做法〕将二者洗净，共捣碎，榨取汁。

〔大夫叮嘱〕每次服 50~100 毫升，每日 1 次。本方有健脾养胃、和中降糖的功效，适用于糖尿病患者的辅助治疗。

# 癌　症

### 妙方一 扁豆豌豆羹

〔材料〕鲜豌豆 250 克，白扁豆 100 克，水淀粉适量。

〔做法〕鲜豌豆淘洗干净，备用。将白扁豆拣杂，淘洗干净后放入砂锅，加适量水，浸泡片刻后，用大火煮沸，改小火煨煮 1 小时，待白扁豆烂熟，倒入豌豆，继续用小火煨煮 30 分钟，用水淀粉勾芡即可。

〔大夫叮嘱〕服用时可视需要酌加红糖调和。本方适用于大肠癌患者术后身体虚弱、便溏、维生素 B 缺乏等。要特别注意必须将白扁豆煨煮至烂熟。

### 妙方二 猪肉豌豆大枣汤

〔材料〕豌豆、猪瘦肉各 50 克，大枣 7 枚。

〔做法〕将豌豆、猪瘦肉、大枣洗净，放入锅中，加水 9 碗，用大火煮沸后，改小火煮至约剩 1 碗时即可。

〔大夫叮嘱〕本方具有清热解毒、活血的功效，适用于胰腺癌的辅助治疗。

# 缺 乳

## 妙方一 豌豆汤

〔材料〕豌豆 50 克。

〔做法〕将豌豆洗净，放入锅中，加水适量，用大火煮沸后，改小火煮至豌豆烂熟即可。

〔大夫叮嘱〕每日 2 次，每次 400 毫升，空腹温热食用。豌豆有促进乳汁分泌的功效，适用于缺乳的食疗。

## 妙方二 豌豆大枣汤

〔材料〕鲜豌豆 250 克，大枣 10 枚。

〔做法〕将上述材料洗净，放入锅中，加水适量，用大火煮沸后，改小火煮至豌豆烂熟即可。

〔大夫叮嘱〕每日 2 次，每次 400 毫升，空腹趁热食用。本方有和胃生津、通乳消胀的功效，适用于产后乳汁不下、乳房作胀等。

# 肝 炎

## 妙方 薏仁豌豆大米饭

〔材料〕鲜豌豆 50 克，薏苡仁 30 克，大米 150 克。

〔做法〕把鲜豌豆、薏苡仁、大米淘洗干净，同放入电饭煲内，加水适量，按常规方法煲熟即可。

〔大夫叮嘱〕本方有祛湿热、利小便的功效，适用于慢性肝炎患者。

# 胃　炎

### 妙方一　山薏莲枣豆粥

〔材料〕豌豆、山药各 60 克，薏苡仁、茨实、莲子各 30 克，大枣 12 枚，糯米 70 克，白糖适量。

〔做法〕将山药洗净、去皮、切块。剩余材料分别洗净，与山药一同放入锅中，加水适量，用大火煮沸，改小火煮至食材全部烂熟，加入适量白糖，稍炖即可。

〔大夫叮嘱〕本方有很好的养胃功效，胃炎患者可经常食用。

### 妙方二　豌豆炒香菇

〔材料〕豌豆 200 克，素火腿、水发香菇、熟笋肉各适量，水淀粉、香油、熟菜油、盐、料酒、味精各适量。

〔做法〕豌豆用沸水焯一下，过凉；素火腿、水发香菇、熟笋肉均切丁备用。炒锅置火上烧热，下熟菜油，放入豌豆略煸，加入香菇丁、笋丁，再加料酒、盐和沸水 150 毫升，待汤汁收到约余 2 / 3 时，放入素火腿丁，加味精，用水淀粉勾芡，淋入香油，起锅装盘即可。

〔大夫叮嘱〕本方具有醒脾开胃的功效，适用于胃炎而食欲减退的辅助治疗。

# 皮肤粗糙

### 妙方一　胡萝卜豌豆奶油汤

〔材料〕豌豆 20 克，胡萝卜 250 克，番茄 1 个，奶油 25 克，蒜2瓣，盐2克，味精1克。

〔**做法**〕将豌豆、胡萝卜、番茄洗净，胡萝卜和番茄切成薄片。锅中放奶油，用中火烧至六成热，下剁碎的蒜瓣爆炒后，加胡萝卜片炒几下，放入豌豆，加开水适量，煮至熟透，再下番茄片、味精、盐，煮沸即可。

〔**大夫叮嘱**〕本方具有益气美白的功效，适用于皮肤粗糙等的辅助治疗。

**妙方二** 豌豆蜂蜜奶油汤

〔**材料**〕豌豆50克，蜂蜜5克，奶油汤300克，炸面包丁10克。

〔**做法**〕将豌豆洗净，用勺子挤压成豌豆泥，撇去豆皮，放入盆中备用。锅内放奶油汤，把蜂蜜与豌豆泥一起搅拌，倒入奶油汤内，撒上面包丁，加热至全熟即可。

〔**大夫叮嘱**〕本方有健脾和胃、润肤养颜的功效，适用于皮肤粗糙等的辅助治疗。

# 小便不利

**妙方** 番茄豆蛋炒饭

〔**材料**〕青豌豆100克，番茄200克，鸡蛋2枚，糯米、大米各100克，油、盐、味精各少许。

〔**做法**〕将糯米、大米淘洗干净，放入锅中，加水适量，按常法煮熟成饭。番茄洗净，切成小块。炒锅放火上，放油烧热，打入鸡蛋，放入青豌豆，炒片刻，倒入米饭、番茄、盐、味精，再炒片刻即可。

〔**大夫叮嘱**〕本方具有解毒利水的功效，适用于各种原因引起的小便不利的辅助治疗。

# 青光眼

**妙方** **豌豆紫菜红糖羹**

〔**材料**〕豌豆100克，紫菜20克，红糖、水淀粉各适量。

〔**做法**〕将豌豆洗净，晒干或烘干，磨成细粉，备用。将紫菜用水漂洗干净备用。砂锅中加水适量，中火煮沸后加入豌豆粉，煨煮10分钟，再加入紫菜及水淀粉，边煨边搅，然后加红糖拌匀即可。

〔**大夫叮嘱**〕本方有滋阴降火的功效，适用于慢性充血性青光眼的辅助治疗。

# 发育迟缓

**妙方** **豌豆蛋黄米糊**

〔**材料**〕豌豆100克，鸡蛋1枚，大米50克，盐少许。

〔**做法**〕将豌豆放进搅拌机中，或用刀剁成豆蓉。将整个鸡蛋煮熟捞起，然后放入凉水中浸一下，去壳，取出蛋黄，压成蛋黄泥。大米洗净，放入锅中，加水浸2小时，放入豆蓉一起煲约1小时，煲成半糊状，然后拌入蛋黄泥、盐，再煲约5分钟即可。

〔**大夫叮嘱**〕本方具有补钙助长的功效，适宜6个月以上的婴儿食用。注意一定要在制作时将大米、豌豆煮烂成泥。

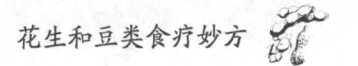

# 过度疲劳

**妙方** **豌豆大枣百合莲子粥**

〔材料〕豌豆、大米各 100 克，大枣 50 克，干百合 25 克，莲子 45 克。

〔做法〕将大枣、干百合泡开洗净，莲子泡开去心，大米、豌豆淘洗干净。将上述材料放入已煮沸水的锅中，小火煮烂成粥即可。

〔大夫叮嘱〕本方具有益气安神的功效，适用于从事脑力劳动而过度疲劳者。对身体虚弱、结核病、神经症等患者的康复都有一定的功效。

# 豇豆

## 营养成分

　　豇豆是夏季常吃的蔬菜之一，不仅味道鲜嫩可口，而且营养丰富，含有多种对人体有益的营养成分。现代营养学测定：每100克豇豆中含蛋白质19.3克、脂肪1.2克、碳水化合物65.6克、不溶性膳食纤维7.1克、胡萝卜素60微克、维生素$B_1$0.16毫克、维生素$B_2$0.08毫克、维生素E 8.61毫克、钙40毫克、磷344毫克、铁7.1毫克、锌3.04毫克。此外，豇豆还含有磷脂、烟酸等有益成分。磷脂可以促进胰岛素分泌，增加糖代谢；烟酸是天然的血糖调节剂，具有改善血糖的作用。

# 健康功效

　　豇豆既是特种优质蔬菜，又是滋补佳品和治病良药。古代医籍中关于豇豆的记载很多。李时珍在《本草纲目》中说："此豆可菜、可果、可谷，备用最多，乃豆中之上品。"《救荒本草》说："豇豆今处处有之，人家田园多种之，就地拖秧而生，亦延篱落。"由这段记载看来，豇豆的种植极易，而且蔓延甚广，此外，它的用途也很大，所以古代医籍中把它列为豆类之中的上品。

　　豇豆的治疗作用广泛。《本草纲目》中记述豇豆："理中益气，补肾健胃，和五脏，调营卫，生精髓，止消渴，吐逆泄痢，小便数，解鼠莽毒。"豇豆味甘、咸，性平，归脾、肾经，有健脾利湿、补肾涩精的功效，主治脾胃虚弱、吐泻痢疾、肾虚腰痛、遗精、消渴、白带白浊、小便频数等。一般人把豇豆作为蔬菜，连荚同食，很少人把豆荚剥去。可是豆荚老时，则要将荚壳剥去，光吃豆粒，或作糕点吃，营养成分丰富。另外，常吃豇豆能防治便秘。豇豆连荚嚼食，可以吸收数量丰富的粗纤维，这种物质能促进胃肠的蠕动，因而能帮助消化，有通便的功能。

　　现代科学研究证实，豇豆有如下健康功效：

　　✿ 增加饱腹感。豇豆含有丰富的膳食纤维，人体摄入后消化较慢，与其他食物相比饱腹感较为明显，肥胖人群可适当增加摄入。

　　✿ 降血糖。豇豆中含有丰富的磷脂成分，这种物质可刺激胰岛素分泌，从而能更好地参与到糖代谢的过程中，对于降血糖十分有益，可作为糖尿病患者的食疗佳品。

❀ 促进消化。豇豆能维持正常的消化腺分泌及胃肠道蠕动功能，可抑制胆碱酶活性，促进食物消化，并能增进食欲，可改善食欲减退、消化不良、食积等症状。

❀ 抗氧化、防衰老。豇豆中维生素 E 含量丰富，具有很好的抗氧化、预防衰老作用，可以减少细胞中的脂褐素形成，改善皮肤弹性等。

❀ 提高身体免疫力。豇豆中所含的维生素 C 可促进体内抗体的合成，从而有效抑制病菌物质的"袭入"。此外，豇豆能提供多种人体生长所需的养分，并且容易吸收，对于增强体质、防止疾病的产生很有帮助。

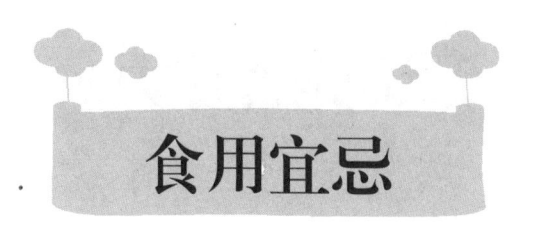

# 食用宜忌

用豇豆治病养生应持科学的态度，不能急于求成，而要遵循适量原则，尤其是对于某些特定疾病的患者，最好在医生指导下食用。在食用豇豆时，需要注意以下几点：

❀ 不能生吃。生的豇豆中含有某些有毒成分，这些毒素在高温下才能被破坏。因此一定要确保豇豆完全熟透后再食用，以避免食物中毒。即使要制作凉拌豇豆，也应先将豇豆用水煮熟后再

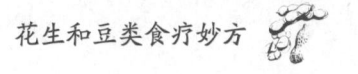

进行后续操作。

◈ 适量食用。虽然豇豆富含营养，但也不能过量食用。一次性吃太多豇豆可能导致腹胀、消化不良等症状。

◈ 注意烹饪方式。忌油炸或加碱煮食豇豆。因为这两种方式会造成对维生素及其他营养成分的破坏。

◈ 忌切得过碎。新鲜的蔬菜富含汁液，汁液中含有维生素、矿物质等营养成分，切菜容易使汁液损失，切得越碎，营养成分损失越多。

◈ 注意个人体质。虽然豇豆对大多数人有益，但气滞便结的患者应慎吃豇豆，因豇豆味甘补益，容易壅滞气机。

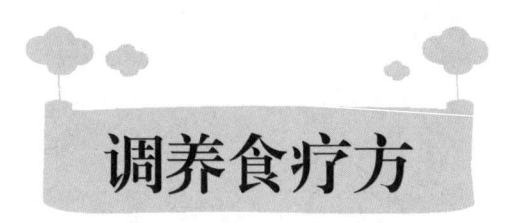

# 调养食疗方

# 糖尿病

**妙方一** 豇豆汤

〔材料〕豇豆（带豆荚）100~150克。

〔做法〕将豇豆（带豆荚）洗净，放入锅中，加水适量，用大火煮沸后，改小火煮熟即可。

［**大夫叮嘱**］本方有补五脏、益气和中的功效，适用于糖尿病的辅助治疗。

### 妙方二　南瓜豇豆小米粥

［**材料**］南瓜200克，豇豆50克，小米100克。

［**做法**］将小米洗净后放入水中浸泡，泡好后捞出，沥干水。南瓜去皮去瓤，洗净后切块，豇豆洗净后切段备用。锅中加水适量，放入豇豆，用大火煮沸后，将南瓜块和小米一起倒入锅中，改小火煮至粥熟即可。

［**大夫叮嘱**］本方有补虚损、健脾胃、利小便的功效。适用于糖尿病患者的辅助治疗。

# 便　秘

### 妙方　香油豇豆

［**材料**］豇豆250克，香油、盐各适量。

［**做法**］把豇豆煮熟，煮时依个人口味加盐，熟后用香油调和。

［**大夫叮嘱**］豇豆易于消化，富含纤维素，可促进胃肠蠕动，常吃豇豆能防治便秘。

# 贫　血

### 妙方一　豇豆糯米粥

［**材料**］豇豆15克，红糯米30克，红糖适量。

［**做法**］将豇豆、红糯米洗净，放入锅中，加水适量，用大

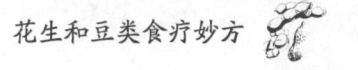

火煮沸后，改小火煮粥，熟后加红糖即可。

〔大夫叮嘱〕本方有益气和中、养血调经的功效，适用于缺铁性贫血的食疗。

### 妙方二　豇豆首乌枸杞枣粥

〔材料〕豇豆 25 克，何首乌、枸杞子各 20 克，粳米 60 克，大枣 15 枚，红糖适量。

〔做法〕将除红糖外的所有材料洗净，放入锅中，加水适量，用大火煮沸后，改小火煮熟，加入红糖即可。

〔大夫叮嘱〕本方有补血养血的功效，适用于贫血的辅助治疗。

# 带下病

### 妙方　豇豆冰糖饮

〔材料〕豇豆、冰糖各 90 克。

〔做法〕将豇豆捣烂，加入冰糖，放入锅中，加水适量，煮沸即可。

〔大夫叮嘱〕本方有清热利湿的功效，适用于湿热下注引起的白带过多。

# 荨麻疹

### 妙方　豇豆苍术饮

〔材料〕苍术 20 克，白皮豇豆 30 克。

〔做法〕将上述材料洗净，放入锅中，加水适量，用大火煮

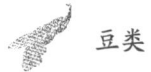

沸后，改小火煎煮30分钟取汁，再加水煎煮1次，将两次的煎煮液混合即可。

〔大夫叮嘱〕分早、中、晚3次温服，每次400毫升，连服7日为1个疗程。症状控制后，每隔1日服药1剂，继续服2个疗程。多数患者服药1~3日后症状明显减轻，2~3个疗程治愈。

花草动物童谣百首水粉画